季刊
あとはとき

創刊号

2018 Autumn

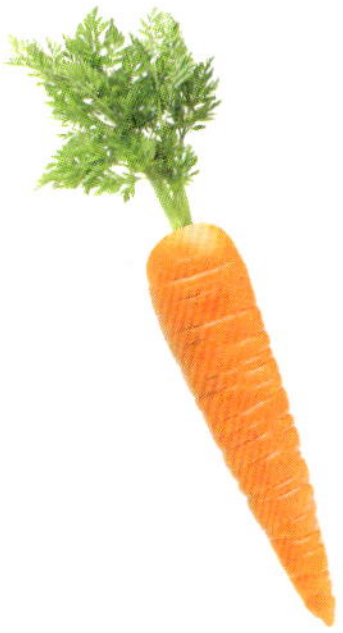

伝統医療と国際標準

２０１８年の年頭、産経新聞に「漢方薬や鍼灸など『伝統医療』ＷＨＯが認定へ　日本の漢方、地位向上へ」と題した記事が掲載されました。[1] ＷＨＯ（世界保健機関）の国際疾病分類（ＩＣＤ）に伝統医療の章が追加される予定だという内容でしたが、実は伝統医療に関する国際標準の策定は１９８０年代から複数の機関において進められてきました。

ビジネスの世界では「国際標準を制するものは世界を制する」などと言われていますが、なぜ伝統医療に国際標準が必要なのでしょうか？　また、策定された国際標準は、日本のあはき師にどのように影響し、どの程度の拘束力があるのでしょうか？

今号では現在進行中のＩＳＯ／ＴＣ２４９・２１５とＷＨＯ／ＩＣＤ-11について、これまでの流れを追いました。

鍼灸と国際標準 [2][3][4]

989年　WHO「標準鍼用語集」Standard Acupuncture Nomenclature 発行

993年　WHO「標準鍼用語集」Standard Acupuncture Nomenclature 2版発行
http://apps.who.int/medicinedocs/en/m/abstract/Js7143e/

996年　WHO「鍼の基本教育と安全ガイドライン」Guidelines on Basic Training and Safety in Acupuncture（1999年発行）
http://apps.who.int/medicinedocs/en/d/Jwhozip56e/

005年　WHO/WPRO（西太平洋事務局）「伝統医学に関する国際標準用語」International Standard Terminologies on Traditional Medicine in the Western Pacific Region（2007年発行）
http://www.wpro.who.int/publications/PUB_9789290612483/en/

006年　WHO/WPRO「経穴部位の国際標準」WHO Standard Acupuncture Point Locations in the Western Pacific Region
http://www.wpro.who.int/publications/PUB_9789290613831/en/

009年　ISO で TC249設立

014年　ISO 17218「単回使用毫鍼」Sterlile acupuncture needles for single use 規格発行
https://www.iso.org/standard/59443.html

015年　ISO 18666「灸機器（温灸器）の一般的な要件」General requirements of moxibustion devices 規格発行
https://www.iso.org/standard/63153.html
ISO/TS 16843-2「鍼灸の表現のための範疇構造 ― Part2：刺鍼」Categorial structures for representation of acupuncture ― Part 2：Needling 規格発行
https://www.iso.org/standard/69409.html
ISO/TS 16277-1「伝統医学における臨床所見の分類構造 ― Part 1：中国、日本、韓国の医学」Health informatics -Categorial structures of clinical findings in traditional medicine ― Part 1：Traditional Chinese, Japanese and Korean medicine
https://www.iso.org/standard/56044.html

2016年　ISO 18746「単回使用皮内鍼」Sterile intradermal acupuncture needles for single use 規格発行
https://www.iso.org/standard/63263.html
ISO/TS 16843-1「鍼灸の表現のための範疇構造 ― Part1：腧穴」Categorial structures for representation of acupuncture ― Part 1：Acupuncture points 規格発行
https://www.iso.org/standard/69406.html

2017年　ISO/TS 16843-3「鍼灸の表現のための範疇構造 ― Part3：灸」Categorial structures for representation of acupuncture ― Part3：Moxibustion 規格発行
https://www.iso.org/standard/67899.html
ISO/TS 16843-4「鍼灸の表現のための範疇構造 ― Part4：経絡と奇経」Categorial structures for representation of acupuncture ― Part4：Meridian and collateral channels 規格発行
https://www.iso.org/standard/68587.html

2018年　ISO/TR 20520「鍼治療のための感染制御（臨床実践を含まない）」Infection control for acupuncture treatment 規格発行
https://www.iso.org/standard/75169.html
WHO/ICD-11最終案公開
https://icd.who.int/

＜参考文献＞

1）https://www.sankei.com/life/news/180109/lif1801090004-n1.html
2）形井秀一：社会鍼灸学の意味はどこにあるのか．社会鍼灸学研究 .Vol. 12, 2017
3）ISO/TC249：https://www.iso.org/committee/598435.html
4）ISO/TC215：https://www.iso.org/committee/54960.html
5）柳川俊之，津谷喜一郎：シリーズ中医薬の国際化と標準化に関する中国の政策1～23. 和漢薬，2012-2016.

伝統医療と国際標準
①ISO/TC249とTC215

ＩＳＯ／ＴＣ２４９の国内審議団体である日本東洋医学サミット会議（The Japan Liaison of Oriental Medicine−JLOM）のサイトには、２０１８年８月末現在、最新のトピックとして次のように書かれています。

２０１８年６月20日から７月20日に「施術者への伝統医学の教育及びトレーニングをＴＣ２４９のScope※で扱うかどうか」に関する投票が行われ、反対８票（日本票を含む）、賛成７票、棄権７票にて今回は否決されました。しかし、これまでの経過からしてこの議論は今後も繰り返されていくことを予想しております。上記内容がScopeに入った場合、関連する国際標準の成立は我が国の鍼師、灸師、あんまマッサージ師の国家資格、次の段階として医師・薬剤師および他の医療関係職種にも影響が及ぶことが懸念されています。[1]

※Scope：スコープ－標準化の対象範囲

ISOとは

ＩＳＯ（国際標準化機構－International Organization for Standardization）は、１９４７年に設立された非営利法人で、本部はスイス・ジュネーヴにあり、１６１カ国から各国１団体の標準化団体が参加。[2] 日本の代表機関は日本工業標準調査会（Japanese Industrial Standards Committee−JISC）です。

これまでに工業製品・技術・食品安全・農業・医療などに及ぶ約２万件の国際規格が策定されました。

ＩＳＯが策定した国際規格をＩＳＯと呼び、有名なものでは環境マネジメントシステムに関する規格群のＩＳＯ１４０００シリーズや、品質マネジメントシステムに関する規格群のＩＳＯ９０００シリーズがあります。

国際標準とは

国ごとに異なる製品の構造・性能や技術の規格を統一した標準で、ISOなどの国際機関で加盟国によって審議され、認められると国際標準になります。紙のサイズ（B5・A4）や電池のサイズ（単1・単3）、書籍のISBNコードなども国際標準です。標準化の意義は互換性、市場の拡大、低コスト化、技術の普及、品質・安全などであり、**加盟国の国内標準は国際標準を基礎として作成しなければなりません。**したがって、自らに有利な国際標準を策定することと、自らに不利な国際標準を作らせないことが重要であると言われています。[3]

現在のISO/TC249参加国
（各国の代表機関）[11]

事務局　中国（SAC）

参加メンバー

- オーストラリア（SA）
- 中国（SAC）
- ドイツ（DIN）
- ハンガリー（MSZT）
- 日本（JISC）
- モンゴル（MASM）
- ポルトガル（IPQ）
- シンガポール（ESG）
- スペイン（UNE）
- タイ（TISI）
- 米国（ANSI）
- カナダ（SCC）
- チェコ共和国（UNMZ）
- ガーナ（GSA）
- イタリア（UNI）
- 韓国（KATS）
- オランダ（NEN）
- サウジアラビア（SASO）
- 南アフリカ（SABS）
- スイス（SNV）
- チュニジア（INNORPI）
- ベトナム（STAMEQ）

オブザーバー

- オーストリア（ASI）
- フランス（AFNOR）
- インド（BIS）
- イスラエル（SII）
- マカオ（CPTTM）
- ニュージーランド（NZSO）
- ルーマニア（ASRO）
- スウェーデン（SIS）
- ジンバブエ（SAZ）
- フィンランド（SFS）
- 香港（ITCHKSAR）
- アイルランド（NSAI）
- リトアニア（LST）
- ネパール（NBSM）
- ポーランド（PKN）
- セイシェル（SBS）
- イギリス（BSI）

たとえば、はり（単回使用毫鍼）のJIS規格JIS_T_9301は、ISO 17218の発行を反映して改正されました。

TC249とTC215

TC249は、ISOの249番目の技術委員会（Technical Committee）です。事務局は中国・上海にあり、現在、投票権を持つPメンバーが22カ国、オブザーバーが17カ国参加しています。東アジア地域の伝統医療（中医学・韓医学・漢方医学）の国際的な流通促進を目的として、現在5つのワーキンググループ（WG）で

- WG1　原材料及び伝統的加工（生薬）の品質及び安全性
- WG2　工業TCM製品（製剤）の品質及び安全性
- WG3　鍼灸鍼の品質及び安全性
- WG4　鍼灸鍼以外の医療機器（温灸器や診断・治療機器など）の品質と安全性
- WG5　用語と情報科学

に関する国際規格を審議しています。また、電気を用いた医療機器の標準化を扱う国際電気標準会議（International Electrotechnical Commission−IEC）のIEC/SC62Dとの共同WG（JWG6）もあります。TC249では、これまで31の国際規格が発行され、44の規格が審議中です。

WG5はISO/TC215との共同WGです。電子カルテや医療機器の測定データの流通に必要な規格、薬物の同定に必要な情報規格などがこのTCで策定されています。TC215は1998年に設立され、59カ国が参加しています。[4] このTC215に中国が国内規格（Guojia Biaozhun−GB）を国際規格にするべく提案をしたことが、TC249設立のきっかけとなりました。

何を標準化するのか？

当初、ＴＣ２４９の事務局は標準化の対象範囲（スコープ）として

A　医療機器と天然物の品質と安全性の管理
B　用語や命名法等の情報科学(Informatics)
C　医療従事者の教育及びトレーニング
D　教育及び診療機関の運営
E　研究方法

を提案してきました。モノだけではなく医療そのものまで中医学をベースに標準化しようとする動きに反発が起き、第1回会議でA医療機器と天然物の品質と安全性の管理を最優先事項とすることが決議されました。しかし、その後も繰り返し形を変えて提案が行われ、２０１８年の全体会議で、ついにC医療従事者の教育及びトレーニングも対象とするかを問う投票が行われたのです。また、B用語や命名法等の情報科学については当初から中医学に則った言葉の定義や分類の提案が多く出され、これらが国際標準となった場合、他国の伝統医療に大きな影響を与える恐れがあります。[1)]

たとえば艾《もぐさ》について！

日本では直接灸に用いる精製度の高い艾が製造・流通していますが、他の国々では直接灸よりもむしろ温灸が一般的であり、必要とされる艾の品質が異なります。また、中国では長期間寝かせた蓬《よもぎ》の治療効果が高いとされており、自然乾燥後3年以上の保存期間が提案されました。しかし、日本の艾製造過程では、蓬の収穫後、天日乾燥して一時保管し、冬季に火力乾燥した後に加工することが多いのです。工程の差によって必要成分が不足することはないという実験を経て規格がまとまりました。[5)]

艾に使用する蓬の品種についても、中国案では *Artemisia argyi* という品種に限定されていましたが、日本では *Artemisia princeps* が一般的であり、ヨーロッパでは *Artemisia vulgaris* が用いられることなどが報告されて、「アルテミシア属の蓬の葉」という着地点を得たと言います。[5)]

会議ではルール違反もしばしば

国際会議はフェアに運営されるものだと思っていると、どうもそうではないようです。事前資料の提出期限を守らない、書類の要件を満たしていない、審議の開始前に個人的な資料によるプレゼンテーションが行われることがあるなどのほか、全体の合意（譲歩を含む円満解決）が優先されることとなっている会議の中でも、「強行採決」が起こります。また、議事録をまとめる際に文言が変えられてしまうこともあると言います。[6)]

最も大きいルール違反は、全体会議の議事録（レゾリューション）の書き換えでしょう。第1回全体会議で会期中に議事録を確定させなかったため、翌年の全体会議までに事務局が無断で修正加筆し、一旦否決されたスコープである「用語や命名法等の情報科学(Informatics)」が、第２回で配布された前回議事録に収載されるという事態が起きました。[7)]

審議の手順[7)9)]

ISOにはDirectivesと呼ばれる手順書があり、国際規格の作成審議はこれに則って進められる

○新規議案は会議の4週間まえに提出され、すべての関係者が閲覧できなければならない

①**予備業務項目**（Preliminary Work Item−PWI）がWGで十分審議され、5カ国以上のエキスパートが登録される

②**承認済作業項目**（Approved Work Item−AWI）として全体会議（Plenary Meeting）に提案され、承認を得て投票に付される。採択されるとWGにおける本格的な作成段階に入る

③**作業原案**（Working Draft：WD）として再び全体会議へ送られる。議論を経て

④**委員会原案**（Committee Draft：CD）として各国のコメントが収集される。それをもとに全体会議で審議が行われ、必要であれば改正CDが作成される。全体会議のコンセンサスが得られるまで繰り返し討議し、あるいは投票により決着し、全体会議段階が終了する。

⑤**国際規格原案**（Draft International Standard：DIS）

⑥**最終国際規格案**　（Final Draft International Standard：FDIS）

⑦**国際規格**　（International Standard：IS）の発行

個々の規格案において、①から⑦までの工程を36カ月で終えなければならない。また、一旦作成された規格も、3年ごとにメンテナンスを行うというルールがある[9)]。使用国が少ないと廃案になる。

日本は防戦

ＩＳＯ／ＴＣ２４９は、「モノと医療情報の国際規格策定を通じて東アジアの伝統医学を中医学（Traditional Chinese Medicine−TCM）とし、中医学を経済価値のある知的財産として世界に拡大したい中国と、自国の伝統医学への影響阻止を図りたい韓国・日本、および中国製品による健康被害を防ぐために標準策定に対して積極的なその他の国といった構造となっている」[1)]状況です。

ＩＳＯでは国際規格案を先に提案して案件とした方が有利です。[8)] 西洋医学と同様に中医学・韓医学が制度化されている両国には国内標準がありますが、伝統医療において多様性を尊重してきた日本は、国際会議で日本としての意見をまとめて反映することが難しく、将来、国内の資格・教育や臨床に悪影響が及ばないよう、影響範囲を想定しながら防戦をしている状況です。また、1国1票の投票では平素からの経済支援・医療支援などを通して味方国を多く持つ国が有利です。

審議には誰が参加しているのか

各ＷＧの審議はすべて英語で行われ、各国から登録されたエキスパートが参加します。日本からはアカデミアを中心としたＪＬＯＭメンバー、行政関係者のほか、鍼灸ではメーカーの集まりである日本理学療法機器工業会からの派遣メンバーも参加しています。また、代表団を国内でバックアップするメンバーも大勢います。報酬はなく、渡航や調査などの経費は経産省から５００万円・厚労省から２０００万円、近年はＡＭＥＤ（国立研究開発法人日本医療研究開発機構）からの研究費とメーカーの負担で賄われていますが、年度ごとの申請が必要です。国を挙げたバックアップ体制で資金も人材も継続的に供給することができる中国・韓国と比較して、慢性的に資金と人材が不足している状況です。[9]

終わらない会議

ＴＣ２４９のスコープに医療従事者の教育及びトレーニングを入れることは、医療、教育、そしてそれに関連するヒト・モノ・コトをすべて輸出できるようにするための布石です。そうなれば、広範囲かつ詳細な規格提案が出され、ＴＣ２４９は「終わらない会議」になることが予想されます。今後も続く国際対応を担う新たな人材の発掘・育成が必要です。日本の伝統医療を知り、世界に向けて説明できる人が求められているのです。

JLOMとは？[1]

日本東洋医学サミット会議（the Japan Liaison of Oriental Medicine ─ JLOM）は、伝統医学関係の国際標準化活動に関連して、日本国内の意見集約を行うとともに、伝統医学領域における日本の提案を国際的に発信するためのプラットフォームとして発足。アカデミアを中心とした集合体として、現在はICD-11の伝統医療分類策定のほか、ISO/TC249の国内審議団体として対応の最前線に立っています。

日本東洋医学サミット会議（JLOM）

フルメンバー（議長：佐藤弘）

- 日本東洋医学会
- 全日本鍼灸学会
- 和漢医薬学会
- 日本生薬学会
- 北里大学 東洋総合医学研究所
- 富山大学 大学院医学薬学研究部
- 和漢診療学講座
- 日本歯科東洋医学会
- 日本伝統鍼灸学会
- 日本鍼灸師会
- 東洋療法学校協会

サポーター：日本漢方生薬製剤協会

主要プロジェクト

- ICD-11*1) → 日本東洋医学会 用語及び病名分類委員会
- ISO/TC249*2) → WG1（生薬）、WG2（製品）、WG3（鍼）、WG4（灸及び医療機器）、WG5（用語）、JWG1（対TC215）、JWG6（対IEC）

*1) WHO-FIC 協力センターメンバー

*2) ISO/TC249 国内審議団体

JLOM サイト：http://jlom.umin.jp

日本の伝統医療の良さを知ってもらうこと

日本の伝統医療の特長のひとつとして多様性があります。教育の場でも臨床においても、多くの流派やさまざまな技術が継承されている、日本独自の医療資源です。国民の大多数が知らないうちに、こうした伝統的知識が他国主導の国際標準に上書きされてしまわないよう、そして日本のあはき師がこれからも世界で活躍できるよう、ISO/TC249・215の現況を、医療関係者のみならず、医療の最も重要なステイクホルダー（利害関係者）である患者さんにも広く知っていただくことが必要でしょう。さらに、日本の伝統医療をもっと海外に発信してファンを増やすことも大事です。そのためには、日本の伝統医療の言語化と発信について、具体的な行動が必要です。

鍼灸関連のこれまでの提案 6)8)9)11)

- 単回使用毫鍼
- 灸機器（温灸器）の一般的な要件
- 鍼灸の表現のための範疇構造－腧穴、刺鍼、灸、経絡と奇経
- 伝統医学における臨床所見の分類構造－Part1：中国、日本、韓国の医学
- 単回使用皮内鍼
- 鍼治療のための感染制御－臨床実践を含まない　（ここまで国際規格発行済）

- 鍼灸治療の品質と安全性に関する標準システムの枠組み
- 鍼通電における単回使用毫鍼の試験方法
- 鍼治療の感染制御
- 鍼灸外来患者サービスの一般的基準
- 頭鍼のための安全操作の水準
- 鍼電極低周波治療器（安全・品質）
- 脈診・舌診機器
- 赤外線灸機器
- 脈診機器（データのグラフ・センサー）
- 耳ツボ探索機器
- 経絡調整機器
- 無煙灸の一般要求事項
- 経穴磁器治療用絆創膏
- 伝統医療用グラスカッピング
- 舌画像解析システム（カラーチャート・周辺視覚機器・舌色及び舌苔色）
- 火式吸角療法の基本的な安全性のための要求事項
- 低刺激な灸法の安全な使用　など。

＜参考文献＞

1）日本東洋医学サミット会議(JLOM)サイト http://jlom.umin.jp/index.html
2）ISOサイト https://www.iso.org/members.html
3）国際標準に関する基礎概念の整理：首相官邸知的創造サイクル専門調査会（第6回）参考資料 https://www.kantei.go.jp/jp/singi/titeki2/tyousakai/cycle/dai6/6sankou1.pdf
4）ISO/TC215サイト https://www.iso.org/committee/54960.html
5）松本毅：灸機器の国際規格「ISO18666」は灸の臨床にどう影響するのか．医道の日本 885, 2017
6）田口太郎：ISO/TC249第7回全体会議レポート・初参加の視点から．鍼灸OSAKA122, 2016
7）袴塚高志：ISO/TC249における生薬・薬用植物の国際標準化の現状．特産種苗，Vol. 16, 2013
8）東郷俊宏：ISO/TC249　第4回全体会議の報告．鍼灸OSAKA110, 2013
9）斉藤宗則，木村友昭，新原寿志，渡邉大祐：座談会 ISO/TC249第6回全体会議を終えて―国際規格策定の現場とは―．鍼灸OSAKA118, 2015
10）井本昌克：漢方医学の最近の国際動向について～ISO化を巡る動きを中心に～健康医療開発機構 http://www.tr-networks.org/PDF/imoto.pdf
11）ISO-TC249サイト https://www.iso.org/committee/598435.html
12）形井秀一，東郷俊宏，伊田屋幸子，川鍋伊晃：座談会　ISO/TC249とモクサアフリカ　日本鍼灸の内側と外側．鍼灸OSAKA114, 2014
13）東郷俊宏：ISOにおける伝統医学分野の情報規格について．鍼灸OSAKA124, 2017
14）佐藤弘，後藤修司，森岡一：座談会 伝統的知識としての伝統医学―国際交渉と国内のバックアップ―．鍼灸OSAKA126, 2017
15）日本伝統医学テキスト　鍼灸編：22・23年度　厚生労働科学研究費補助金地域医療基盤開発推進研究事業「統合医療を推進するための日本伝統医学の標準化」研究班 http://kampotextbook.sakura.ne.jp/pdf/Part2_Acupuncture_Textbook_of_Traditional_Japanese_Medicine.pdf
16）柳川俊之，津谷喜一郎：シリーズ中医薬の国際化と標準化に関する中国の政策1～23，和漢薬，2012-2016.

日本は反対したが、標準化は始まった
—TC249が設置されるまで—[1)7)10)]

2007年　6月　国立韓医学研究所（Korean Institute of Oriental Medicine－KIOM）が「滅菌済み単回使用鍼の国際規格作成のためのフォーラム」開催

2008年　4月　中国国家標準化管理委員会（Standardization Administration of the P.R.C.－SAC）がISO/TC215において伝統中医学（TCM）医療情報標準制定のためのワーキンググループ設置を提案

2009年　2月　中国がTCMに関する新作業委員会（Technical Committee－TC）設置をISO中央事務局に申請

2009年　3~6月　中国提案の新TC設置可否について会員団体の投票

2009年　5月　韓国が鍼に関する新TC設置をISO中央事務局に申請

2009年　6月　ISO技術管理評議会（Technical Management Board－TMB）ジュネーヴ会議、投票結果に基づき新TC設置承認を保留
日本と韓国はTC設立に反対したが、
賛成12（アルメニア・オーストラリア・ブラジル・中国・ガーナ・イスラエル・イタリア・リトアニア・ニュージーランド・南アフリカ・スペイン・タイ）、
反対 4（オーストリア・日本・韓国・ポーランド）、
棄権 7（フランス・ドイツ・モロッコ・オランダ・スウェーデン・イギリス・アメリカ）で可決された[1)]
中国に設立準備会議の開催と提案の見直しを指示

2009年　8月　中国、新TCの設立準備会議を開催

2009年　9月　TMBケープタウン会議、設立準備会の報告を受け新TC（ISO/TC249）の設置を承認
韓国の鍼に関する新TC提案はTC249に吸収された

2009年12月　TC249幹事国の中国・上海に事務局を設置

2010年　1月　中国・上海でTC249プレ会議International Seminar on TCM Standardization開催

2010年　6月　TC249第1回全体会議（中国・北京）
TCのタイトルと標準化対象範囲（スコープ）について審議
タイトルは事務局からTraditional Chinese Medicineが提案されたが、特定の国名が入ることに反対意見が多く、仮タイトルTraditional Chinese Medicine（Provisional）となった
スコープは医療機器と天然物の品質と安全性を最優先にすると決議された

伝統医療と国際標準

は順調に進むかに見えたが、準備開始早々中心人物の鳥居塚先生が病に倒れられ、準備委員会から離脱されるという危機が訪れた。それでも鳥居塚先生がベッドから出された指示を基に準備委員は結束し、種々の困難を乗り越えて本番開催にこぎ着けた。残念ながら鳥居塚先生は会期直前の5月24日に逝去されたが、その意思は残ったメンバーに引き継がれ、京都会議を成功裏に終了させる原動力となったと思っている。

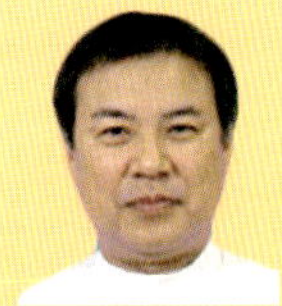

並木 隆雄

千葉大学大学院
医学研究院
和漢診療学 准教授

●国内委員（日本東洋医学会・用語及び病名委員会（WHO-FICセンター）担当理事）、ISO/TC249の日本代表総代（Head of delegation）

●2013年6月頃～現在

今回、ICD-11は、2018年6月の公表（implementation）を経て、2019年のWHO総会で承認を必要とする予定である。今後はICD-11の普及のための活動が始まる。2018年からの1年の間に、伝統医学の章の使用実績を積むことが、その承認の成否にかかわるとの考えもあり、予断は赦されない。しかし、それを乗り越えることさえできれば、ICD百年の歴史においてまさにマイルストーンとなるであろう。

ISO/TC249は、伝統医学で用いるモノ及びそれに関連する医療情報に関する国際規格を定める場であるべきであった。しかし、2018年にISO/TC249の幹事国である中国は、臨床家の教育やトレーニングにまで取り扱いを拡大しようとした。もし、これがTC249で取り上げられると、日本の医療制度を変える可能性もあるため日本は大反対した。しかし、2018年6月に中国は強引に投票に持ち込んできた。結果は、辛くも反対8か国、賛成7か国（残り7か国の棄権）であったため、最悪な状況は回避できた。これは、日本と同じような考えを持つ国々（韓・米・豪・独など）と積極的に意見交換をしたことによることが多いと考えられた。しかし、必ず中国は再び取り上げてくることが予想されており、将来も予断を許さない。今後も各国との協議の定例化を行うなどの、いわゆるロビー活動を強化して行くことを考えている。

ISO/TC249の内容はJLOMホームページ http://jlom.umin.jp/ をご覧ください。

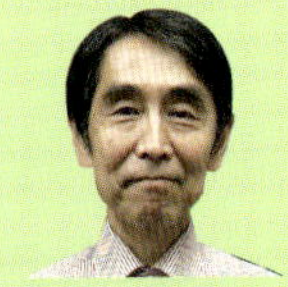

伊藤 隆

東京女子医科大学
東洋医学研究所所長

●2016年8月より日本東洋医学サミット会議（JLOM）事務総長

●2016年4月～現在

漢方医学、鍼灸医学は現代日本の医療に不可欠である。日本の医療にとって中国は歴史的には先生であり、恩人であり、また中国にとって日本は長年の顧客でもある。しかしISO/TC249において日本は中国の誤った戦略に反対せざるをえない。世界中医薬学会連合会が発言しているように、中医学を世界に展開するために、国際標準策定を必須とみなしている施策には大きな誤解がある。ISOにおける国際標準はWTO加盟国に対してregulationを有しており影響を与える。そもそも伝統医療はその国の文化である。西洋薬ですら輸出入の規制基準は国によって異なる。まして伝統医学の普及はその国々の文化が受容できるかどうかに大きく負っている。自国の「文化」を教育とともに「もの」にして他国に強制的に売ることは迷惑この上ない。JLOMは中国の乱発する国際規格の中から迷惑な「もの」を指摘、除外することに努めている。中国は人員、予算で我々の二桁以上のスケールであり、まともに戦える状況はない。財政基盤を強化し、スタッフを充実させていく必要があるが、漢方および鍼灸業界ともに財政面の支援に乏しい。厚労省、経産省よりの支援金は大切に使わせていただいているが、ロビー活動などに自由に使える財政基盤は極めて脆弱である。にもかかわらず、WHOの一部門より寄付を求められたりもする。JLOMがこうした不遇な状況の中で日本国における役割を手弁当で担っていることを広く知らしめるとともに、今後は国民の援助によって体制を整え活動を続けていきたい。

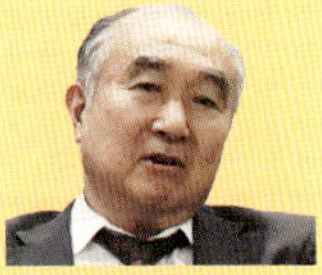

佐藤 弘

新潟医療福祉大学
医療経営管理学部
医療情報管理学科 教授
一般社団法人 日本東洋医学会会長
日本東洋医学サミット会議（JLOM）議長

●日本東洋医学サミット会議（JLOM）議長

●2015年8月～現在

最初に、ICD-11改訂作業およびTC249・215に携わった先生方の活動にたいし、深甚なる感謝の意を表します。

ICD-11改訂作業は、日本側は日本東洋医学会用語及び病名分類委員会のメンバーが中心となり、日中韓三カ国で合意を得て、今年伝統医学の章が公表されました。ICD史上画期的なことです。今後これをどう生かすかが伝統医学界に求められています。

私は、2016年10月に開催されましたWHO-FIC年次総会・ICD改訂会議（東京）における伝統医学のサイドセッションで“Current state of TM information in Japan and Prospects for using the ICD-11 TM Chapter in Japan”のタイトルで講演を行いました。このセッションの冒頭、当時事務総長であったM.チャン氏が行った伝統医学への思いが強くこめられた講演が印象に残っています。

TC249・215は、人的、金銭的に圧倒的に中国が主導しています。JLOM内部でも各WG（ワーキング・グループ）の置かれた立場が違い、中国への対応にも違いがありました。そのため各WGの意思疎通をはかることに努力をしました。またISOは、本来企業が主体なのですが、企業の立場・考えを聞く機会がなかったとのことで、この機会を初めて設けました。そして企業の規模や企業の事情を考慮するとこちらも同じ方法での対応が必ずしも適当ではないと考えました。ISOは、本来物の規格を策定する場ですが、教育や治療の実際、情報など物以外にも、中国は広げようとしています。特に各国の医療制度や各種規制に影響を及ぼす事項は、本来扱うべきではないと考えています。またISOは本来コンセンサスベースで決定することになっており、中国にはISOのdirectivesに従った運営を求め、日本への悪影響を防ぎたいと思います。

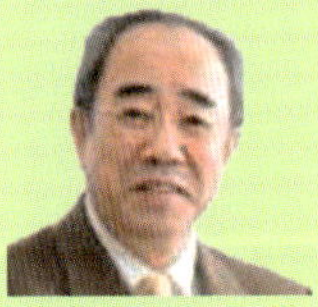

後藤 修司

JLOM（日本東洋医学サミット）副議長（公社 全日本鍼灸学会顧問として）
（公財）東洋療法研修試験財団 常務理事

●（公社）全日本鍼灸学会会長に就任と同時にJLOMフルメンバーとして参画。2015年年8月28日JLOM副議長となる。

●2008年6月～現在

ICD・ISO共に、日本を取り巻く重要な国際問題であり、このことを契機として、国内での様々な問題を整理・解決する必要があります。また、この機会に、日本伝統医学振興基本法の制定に向けて力を注ぐべき時かと思っています。

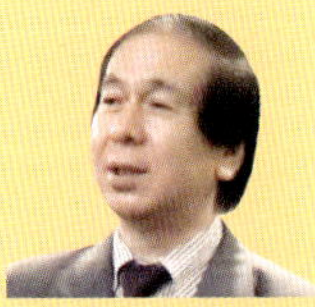

佐々木 博美

日本東洋医学サミット会議

●ISO/TC249/WG2委員、日本東洋医学サミット会議事務総長補佐

●2010年～現在

日本東洋医学サミット会議は、伝統医学の国際標準化活動に関連して、日本国内の意見集約を行うとともに伝統医学領域における日本の提案を国際的に発信するためのプラットフォームとして2005年5月に設置された。当初は伝統医学関連の4学会、2大学から成る組織として発足し、現在はこれに4学会が加わった。中国や韓国は、自国の伝統医学を発展させるべく、専門の組織を設置して潤沢な人的、経済的資源を背景に活動しているのは周知のことであろう。一方、日本はと言えば、国際会議の場では産官学が協力して対応に当たっているものの、先に述べた通り活動は学会が中心とならざるを得ない状況が続いている。活動の中心となる日本東洋医学サミット会議には自前の職員はおらず、役員、業務責任者、担当者は全て他の組織業務を兼ねている。活動予算は国から支援を受けているものの、安定的なものとは言えず、会員組織からの年会費だけではいかにも覚束ない。本題を解決するための方策が求められる。こうした事情から、事務局機能は直近の対応に迫られ、高次な対応ができないのが現状である。この窮状をご理解頂き、産官の一層のご支援を仰ぐものである。

日本東洋医学サミット（JLOM）は、現在進行中の伝統医療の国際標準策定において、日本の提案を国際的に発信するためのプラットフォームです。運営メンバーの先生方からコメントをいただきました。

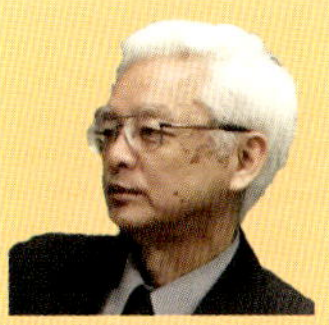

津谷 喜一郎
東京有明医療大学 特任教授

- ICD-11：WHO-WPRIM から HQ へ。
- 2005 年 11 月頃 ～ 2011 年 6 月頃
- ISO/TC249：準備段階から第 1 回総会の日本代表団総代（Head of Delegation）
- 2009 年 8 月～ 2010 年 6 月頃

「ICD-11 と ISOTC249・2 つのプロジェクトの初期に関わって」

ICD-11 は、その前身である IS（International Standardization, ICD・MeSH・Ontology の 3 つを含む）の 2005 年 5 月の北京での第 1 回非公式会議から、2010 年 5 月の ICD-11 の香港会議、同年 12 月東京会議での介入（生薬・漢方薬などの herbal medicine の intervention）の非公式議論、翌 2011 年 2 月のマニラでの介入会議まで関わった。印象に残るのは、WHO-WPRO の伝統医学担当医官の韓国からの Choi Seung-Hoon（崔昇勲）の東洋人らしい調整型のマネージメントと、WHO-HQ（head quarter, 本部）の ICD 担当のトルコ出身の Tervfik Bedirhan Ustun の強引なやり方である。

Ustun は WHO-HQ の Mental Health 部門から ICD 部門に移動した者で、その後の行為をみるといわば「国連ゴロ」だ。国連の名前に「弱い」ところから金を巻き上げ（日本東洋医学会からは約 1 億円）、また「標準化」に関連する WHO 内外の他のプロジェクトをパラノイア的に巻き込もうとした。HQ で herbal medicine の分類と 1 日平均用量（ATC-DDD）は従来 Pharmacovigilance（薬剤監視学）の部署が担当していた。わたしはそのメンバーを 10 年以上つとめていた。彼はそこからも蛇蝎のごとく嫌われており、後に彼が herbal medicine から手を引いたときには、ATC-DDD 担当者は日本流に表現すれば万歳をして喜んでいた。WHO 関連の会議で議事録を作らないのはわたしの知る限り彼が担当した会議のみだ。

ISO TC249 は、2009 年 8 月の北京での準備会議、2010 年 1 月の上海での International Seminar、6 月の北京での第 1 回全体会議まで関わった。北京の準備会議の日本のチームの代表は関隆志氏。これ以前からの中韓の確執もあり、title と scope については中国と日韓の間で激しく対立議論され、これは 2015 年 6 月まで 6 年ほどつづくこととなった。

上海セミナーでの各国の現状紹介で中国からの報告に日本の参加者が驚愕した事が 2 つ。1 つは TC249 の上海の事務局の国際幹事の Shen Yuangdon（瀋遠東）による、事務局経費は上海市から年間 500 万元（当時のレートで約 6,000 万円）との報告、もう 1 つは米国 Tasly Company（天士力集団）社長の Henry Sun（孫鶴）による、生薬・中成薬の品質から臨床使用までの全 16 領域の標準化がすべてビジネスになる、というものである。

第 1 回全体会議では、わたしが代表団総代（Head of Delegation）となった。これは当時すでに議長にオーストラリアの元 TGA の David Graham が決まっており、日本側は、副議長のポストを新たにつくりそこに関氏を就任させ意思決定の主要な player として食い込もうという計画を立てたことによる。しかし本人が会議に総代で参加して副議長のポストを提案しそこに本人が就任するのはおかしいため、わたしにお鉢がまわってきたのだ。ところが、この会議はわたしがそれまで参加した多くの国際会議のなかで最低水準のもので、議論は紛糾につぐ紛糾である。このようなときには議事録などが後でものを言うと考え、“This remark is for the record purpose” と述べた上で発言しても、Record にも Report にも Resolution にも記録が残されていない始末である。副議長ポストをつくることもできなかった。この混乱は第 2 回全体会議での 5 つの Working Group 成立後はいくらかは収まったようだ。

翌 2011 年 2 月の、上述したマニラでの ICD Intervention の会議の冒頭で、上海の TC249 事務局 No. 2 の Sang Zhen（桑珍）がなんと座長に選ばれそうになった際に、わたしは強く反対した。ISO 事務局の staff がこの会議の座長になることは、明確な利益相反（Conflict of Interest: COI）関係になるからである。ところがこれが受け入れられず、わたしは激論で頭がクラクラしてきた。会議を中座して WPRO の医務室へ行き血圧を測ったところやはり高く、ホテルに戻りベッドに横になった。そして「これらに関わっては寿命が縮む」と考え、ISO TC249 も WHO ICD Intervention の件も信頼のおける元雄良治氏に引受けてもらう決断をした。

［参考文献］柳川俊之，津谷喜一郎．「中医薬の国際化と標準化に関する政策」全 23 回のシリーズ．「和漢薬」誌．2012-2016

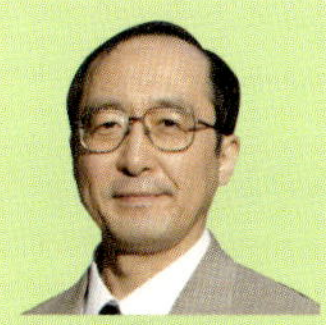

関 隆志
東北大学サイクロトロン・ラジオアイソトープセンター　サイクロトロン核医学研究部 研究教授

- TC249 日本のミラーコミッティ議長 TC215-Traditional Medicine Task Force secretary
- 2009 年～ 2011 年頃

当初から訴え続けたことは、日中韓で伝統医学が異なることは良いことであり、「標準化」することが「画一化」することであってはいけない、ということである。その事がその後すこしでも反映されているのかは定かではない。

ISO/TC249 の日本側の責任者と TC215-TMTF のセクレタリーを任され、日本の漢方及び鍼灸を守らなければならない立場は自分にとってかなりのプレッシャーとなっていた。

しかしながら最もつらかったのは、ISO や ICD の仕事が自分の職場から評価されるどころか、仕事をさぼっているとみられ続けたことである。実際、一カ月以上大学を留守にすれば、普通はそのように思われるだろう。東洋医学の研究室であるにもかかわらず、大学外のことは仕事とは認められなかった。

また、日本における漢方・鍼灸の現状をひしひしと感じたのは、我々日本代表には国際会議の旅費が支弁されるのみで、社会におけるキャリアの補償を一切受けられなかったことである。中国は政府が自国の伝統医学でグローバルビジネスを目論んでいた。韓国も中国に対抗して政府がこれらの活動にバックアップをしていた。欧米各国からの代表はその国の国際規格の専門の部署から仕事として派遣されていた。自分のキャリアを犠牲にしてボランティアをせざるを得ない状況は、日本の伝統医学のためという義務感と自分の将来への不安感に常に押しつぶされるような気持ちにさせていた。

東日本大震災で被災しこれらの活動を中止することとなった。正直言って、ほっとした。

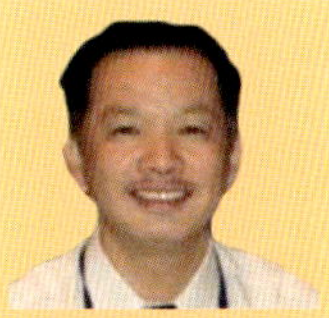

元雄 良治
金沢医科大学
腫瘍内科学 教授

- ISO/TC249 の日本代表団総代（Head of Delegation）
- 2009 年 7 月頃～ 2013 年 6 月頃

ISO/TC249 では日本代表団の総代として、2011 年オランダ・ハーグ会議および 2012 年の韓国・テジョン会議に臨んだ。当初から中国が中医学の世界標準を作るということで、日本の立ち位置・対応をどうするのかについて多くの議論がなされた。中国はアフリカなど世界のどのようなところでも一定レベル（必要最低限）の中医学が提供できるようにするための世界標準を主張し、日本は先進国として粗悪な製品などが自国に入らないように守る方向をめざした。自国から新規の国際標準を提案するという ISO の姿とは違うのではないかという批判があったが、たとえば漢方のエビデンスを発信するなどの姿勢は ISO/TC249 という場ではない。

ISO/TC215 では日本代表団の一員として、米国ダーラム会議、ブラジル・リオデジャネイロ会議、オランダ・ロッテルダム会議、フィンランド・クオピオ会議などに参加した。

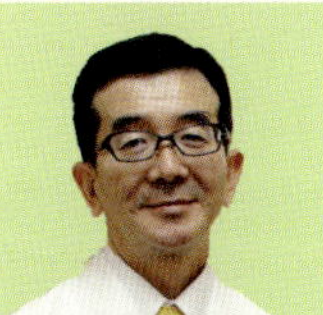

小田口 浩
北里大学東洋医学総合研究所・所長

- 第 5 回 TC249 全体会議（京都会議）の運営に総務担当として関与
- 2013 年 11 月～ 2014 年 5 月頃

第 5 回 TC249 全体会議（京都会議）の準備は 2013 年秋から開始された。

初回の準備委員会は 2013 年 11 月 7 日に昭和大学薬学部の故鳥居塚和生教授のお部屋で行われた。このときに決まったことは、会期を平成 26 年 5 月 26 日（月）から 29 日（木）にすること、会場はハイアットリージェンシー京都にすること、日漢協加盟各社などに総額 1000 万円を目標に寄付を依頼すること等であった。日本で開催される初めての全体会議であり、かつ、京都で開催されることから、日本文化の良さを紹介しながらクールジャパンを押し出して行こう、と鳥居塚先生がおっしゃっていたことを覚えている。中国を中心とした圧力に負けずに対抗しようとする鳥居塚先生の強い意思表明と受け止めた。その後準備

ISO/TC249・215 に参与された内容と時期・期間

伝統医療と国際標準

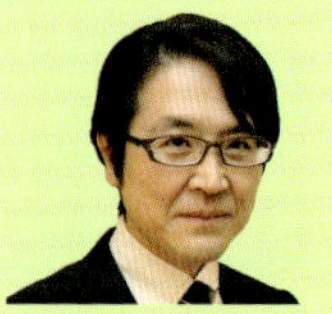

松本　毅

千葉大学医学部附属病院
助教
千葉大学柏の葉鍼灸院
院長

- TC249/WG4 の灸に関する案件について担当しています。
- 2010 年～現在

WG4 の中でも灸に関する案件について参加しています。現在発行されている ISO18666（2015.11）の温灸器について長らく検討してきました。ここでは、中国と韓国がプロジェクトリーダーとして規格策定作業が行われ、日本の製法や商品が規格外にならないよう、企業の方とともに真摯に進めてきました。

ここでは、当たり前ではありますが、国により灸に関する違いがあることを感じ、他国の灸文化への理解なくしては、歩み寄れないことが分かりました。ただ、他国の灸文化を比較するにあたり、日本の灸についてあまりにもわかっていなかったことに気づき、日本の灸の現状を見直す作業を早急に進めています。

規格策定作業中は、企業の手助けとなるよう、アカデミアの立場から、発言の裏づけを、実験を通していち早く行う作業を行っています。

現在は、先を見込んで研究を進めつつ、無煙灸についても検討しています。

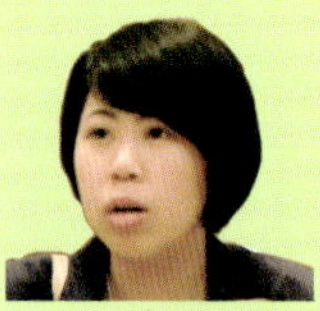

樋口 亜紀子

株式会社山正 企画部開発課

- WG4 内の灸に関する案件のエキスパートとして
- 2011 年 6 月～現在

国際標準は、該当する世界中の商品・サービスを対象として、統一の基準を定めるものです。この基準を、ほとんどゼロの状態から作る、ということになりますと、各国の情報共有から始めなければいけません。そこで灸の分野のメーカー代表として、日本の製造工程やメーカー事情を伝えることに力を注ぎました。日本のお灸は中国や韓国のお灸と異なる発展を経てユニークなものになっていますが、残念ながら海外では驚くほど知られていません。会議ではプレゼンを行い、実物を持ち込んで各国の代表者にご覧いただいたり、日本で会議を行った際は自社工場へ見学にお越しいただいたりしました。提出された文書案に自国の事情と齟齬があれば、細かいことでも修正を加えるよう要請し、納得してもらえるような資料を揃えて対応しました。このような活動を通して、市場や既存の商品を守るのが私達メーカーの務めであり、今後も精一杯取り組んでいきたいと思います。

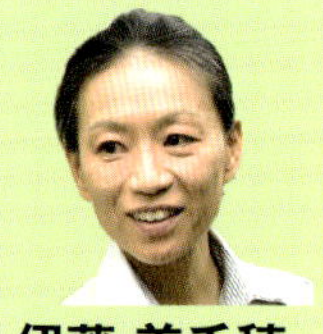

伊藤 美千穂

京都大学大学院
薬学研究科 准教授

- WG1&2 国際エキスパート
- 2011 年 12 月～現在

ISO/TC249 は TCM（Traditional Chinese Medicine: 中医学）の国際標準を作成する TC であるので、日本の立ち位置は主人公ではなくオブザーバー的で、世界に、また日本に不都合な標準が作られないよう、監視しつつ先進国として指導・協力することが期待されている。TC の活動は非常に活発で、次々に新案が出てきているのでこまめに最新情報をチェックいただきたいところである。

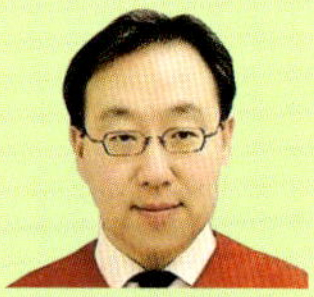

東郷 俊宏

（公財）未来工学研究所
特別研究員
日本東洋医学サミット
会議 前事務総長

- WHO/WPRO 用語、情報（ICD を含む）の標準化、ISO/TC215, 249
- 2005 年 5 月～ 2018 年 6 月頃

私は 2005 年に WHO/WPRO の伝統医学用語・情報の標準化会議に出席したのを皮切りに国際標準化事業に関わるようになりました。ISO/TC249 設置以降は、鍼灸領域の代表としてアカデミアと業界との調整を図る一方、医療情報を扱う TC215 でも規格文書を作成し、2014 ～ 16 年は JLOM 事務総長として WHO、ISO の双方で漢方、鍼灸領域の国内とりまとめに奔走しました。14 年近く国際標準に関わってきましたが、毎日のように送られる英文メール・文書と格闘しては即座に対応を検討しなければならず、多くの先生が離脱したり、亡くなる中で、「本当に必要な国際標準とは何か」を追求する日々でした。

個々の案件の検討には当該分野の専門知識が要求されますが、国際会議では、国際規格に関する知識はもとより、古典を含む東洋医学の歴史、欧米やアフリカ等、世界各国での伝統医学の実践状況に関する理解が必要です。これは伝統医学（特に鍼灸）がほぼ全世界で実践され、各国の法律や医療制度、文化等に配慮する必要があるからです。しかし最も重要なことは、日本の現状もふまえつつ、世界の人が納得する「伝統医学の将来ビジョン」を描くことでしょう。それは伝統医学がまだ発展途上であり、現代医学との統合を念頭に置いた規格でなければ、世界の患者さんに益することはないからです。こうしたビジョンを持った時に日本は初めて笑顔で会議に臨むことができるはずです。そして日本が自信を持って情報発信をすることを望む国もまた多いことを忘れてはなりません。

鳥居塚 和生

昭和大学薬学部 教授
日本東洋医学サミット会議
元事務総長　（故人）

- JLOM 事務総長、TC249 日本 Head of delegation、TC215 TMTF secretary
- 2004 年～ 2014 年 5 月頃

故鳥居塚和生先生は、WHO 西太平洋事務局で伝統医学の国際標準化が始まる 2004 年から約 10 年に渉り、国際会議における日本代表団の要として活躍されました。2005 年の JLOM 設立当初は東洋医学会の事務局長が JLOM 事務局を兼務されましたが、寺澤議長の下で鳥居塚先生が事務総長に任命されると、国際会議の指揮のみならず、省庁や業界団体を対象とした国内調整にも奔走されました。そのカバーされた業務の範囲は広く、WHO での用語や情報（ICD）のプロジェクトに加え、2009 年に ISO での国際標準化がスタートすると、TC249 だけでなく TC215 においても Traditional Medicine Task Force の secretary を務めるなど激務に拍車がかかり、昭和大学の小さな研究室には日付が変わっても明かりが灯っていました。

その心労がたたったのでしょう、TC249 第 5 回全体会議を京都で開催するための準備に奔走される中、病に倒れ、会議開催 3 日前に帰らぬ人になりました。京都に赴く前に病室に寄り、言葉をかけたあと、新幹線の中でよもや訃報を聞くことになるとは思いませんでした。

日本の伝統医学に揺るぎない誇りと自信を持ちつつも、公正さ、謙虚さ、そしてユーモアを忘れず、難しい交渉も相手のいる場所に自ら歩み寄っていく先生の態度は他の国の代表達からも尊敬を集めました。その姿勢に学ぶところはまだまだ多くあるのです。

（文責：東郷俊宏）

ISO/TC249・215には、十数年にわたって大勢のアカデミアやメーカーの方々が参与してこられました。
様々な役割から見えるISOについてコメントをいただきました。

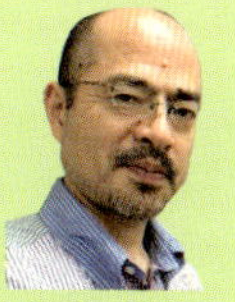

山下　仁
森ノ宮医療大学大学院
保健医療学研究科
研究科長・教授

●ISO/TC249 および単回使用毫鍼標準化に関する会議の委員として
●2007年6月～2011年9月頃

「単回使用ごうしん」(2005) の JIS 原案作成委員だったことから、韓国テジョンで開催された「滅菌済み単回使用鍼の国際規格作成のためのフォーラム」(2007) に招かれ、日本の当該 JIS 制定の経緯と概要についてプレゼンした。その時は純粋に学術的な議論をするミーティングだと思っていた。私の認識が甘かったことに気付いたのは 2009 年 2 月に中国が新 TC を申請した時だった。それから怒濤の如き国際会議、国内打合せ、メール通信が続いた。開学間もない大学の学科長で忙殺されていた私は TC249 関連業務が加わって思考が停止し、ソウル、テジョン、北京に何度行ったかも、何を発言したかもほとんど覚えていない。今でも思い出したくないし、東郷俊宏先生にすべてを押し付けてしまった罪悪感しかない。この活動に関わった人たちの多くがメンタルなダメージを食らった。この混乱から痛感したのは、漢方と鍼灸で分断されている日本の東洋医学の不便さである。

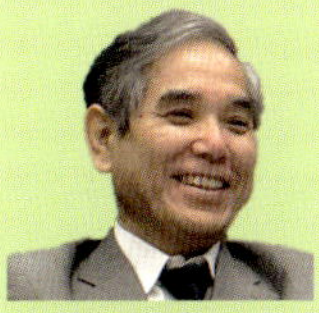

形井 秀一
筑波技術大学名誉教授
日本伝統鍼灸学会会長

●ISO/TC249 の国内委員、国際委員、WG3/WG4 の委員
●2009年～現在

1970 年代に鍼灸に関わった時から、東洋医学が世界的に普及し、世界の人々の健康に寄与できるならば、どんなにすばらしいことか、と夢見ていた。2000 年代以降、WHO による経穴部位と東洋医学用語の標準化、ISO による鍼灸の用具等の標準化、WHO の ICD への東洋医学の導入と、国際的な動きが加速し、長年の夢が実現する時代に突入するのではと歓迎し、期待した。

しかし、TC249 は中医学を世界へ普及させることを重視する中国の意欲が色濃くにじむ。それは、中医学を生んだ国としては、当然のことであろう。だが、日本や韓国、越南のような中国の周辺国は、中医学を取り入れ、自国の歴史や文化の中で独自に発展させ、鍼灸は各国の文化の一部となっている。それゆえ、中医学のみを優先した標準化は、各国の文化の一部をも否定することに繋がる。多くの国の実情を反映した標準化が望まれる由縁である。多様な文化や社会を認め合う上に、国際的な了解事項が成立することが大切である。

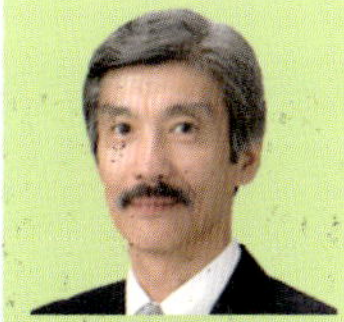

廣瀬 康行
琉球大学 医学部附属病院
医療情報部 教授

●TC215：(WG1, WG4, WG3, TMTF, JWG1, WG6)
IS17115 などの改訂や策定
●1997年～現在
●TC249：(WG5, WG4, JWG1)
鍼灸関係および生薬処方関係の諸提案
●2009年～現在

ISO は元々、形あるモノの規格を統一することで互換性を保ち品質を保証し生産と交易を促進することが目的とされていた。GATT ウルグアイラウンド以降からは様相が一変し、サービスや情報などにも拡大された。いずれにせよビジネスゲームのルールを定める組織であり、ゆえに WTO の指令にも従うこととなる。

さて、何かを定めるには用語が必要である。用語の意味は、用語それ自体が保持しているのではなくて、用語の定義によって意味が規定されているのである。だからこそ異なる言語でも同じ意味を指し示しうる。つまり我々は、実は「名」ではなくて「概念」に基づいて意味を把握している。よって ISO では従来から用語の定義を重視してきた。情報通信の活用は今後益々敷衍するのだから、概念そして用語やコードの国際規格は根源的に重要である。

ISO 活動について幾つか助言を述べる。ISO は科学的な根拠を求めるものの学術の場ではなし、また医療の現場でもなく、むしろ国際的な政治経済に関する交渉の場である。よって昨今の国際政治経済の動向を踏まえておくことは勿論、近現代史の復習、国連や WTO そして ISO 全体の枠組みに関する文書の把握もお薦めしたい。また TC249 活動のみでは片手落ちであって、TC215 を積極的に活用するほうが本邦の国益を護持しやすいと想われる。

ICD-11 の「まとめ記事」に二点を補足する：(1) 保険診療報酬の審査と還付 (2) 疾患に関わる各種概念の定義

保険診療報酬の請求は、保険傷病名／または保険傷病名と入院診療行為を組み合わせたＤＰＣ（急性期入院医療包括払い）に基づいて為される。傷病名や診療行為は本邦の医療水準や社会実情に応ずるが、ICD や ICHI と対応付けする努力も為されてきた。診療報酬請求は、審査委員会や保険者が審査して、妥当と評された場合のみ診療報酬が還付される。あはき療養費の受領委任が開始されるなか、これらも勘案しつつ ICD-11 の介入調査を実施されるようお薦めする。

ICD-11 や ICHI の開発は、その構想段階から数えると二十年近くなる。ICD-11 の目的の真髄は、病名分類ではなくて、疾患概念を定義した知識体系を構築することにあった。この下に、あはき師の今後の診療録も診療報酬請求も、医学研究に活用されていくのであろう。なお請求の査定や返戻も、病「名」ではなく疾患「概念」に基づいて為されるであろうことにも留意されたい。

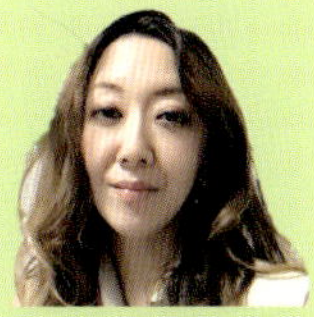

矢島 葉子
セイリン株式会社

●TC249/WG3 エキスパート
●2009年9月～現在

私の役割は平たく言えば海外との“交渉役”である。TC249 の状況報告と説明をし、それに対する工業会側の意見を国際会議で主張していく。会議用の資料作成、会議プレゼン、討論、ロビー活動や事前調整、報告書作成、翻訳、通訳など対海外の業務全般を担当している。

私の担当は WG3 であるが、その中で一番苦労したのは始めに着手したごう鍼規格の策定であろう。中国発案の同規格は当初 JIS 規格から外れるものが散在していた。また、シリコン付きの鍼を外す動きや、鍼柄を金属に限る案があったため、それらに一つ一つ反論して行く作業が続いた。反論を通すために絶対的な根拠を示す必要があった。そこで当時の開発部に頼み様々な資料を用意してもらった。説得力が十分だと思えるまで何度でも要求した。開発部側も試行錯誤して私に“武器”を揃えてくれた。それを元にプレゼン資料を作り、会議に臨む。絶対に引けない案件はしがみつく勢いで主張した。中国の担当者を捕まえてロビーで長時間説得もした。

そうして、先生方や多くの力と共にごう鍼の国際規格を JIS 規格から逸脱することがないよう収めることができた北京の夜は今も忘れられない。

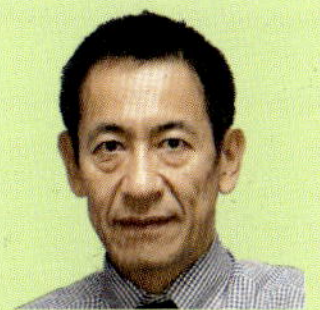

金安 義文
株式会社山正 常務取締役

●WG4 内の灸に関する案件のエキスパートとして
●2010年4月～現在

2013 年 7 月 2 日に、日本代表団の長であった故鳥居塚先生から電話があった。「次回の全体会議は日本開催となった。外国からたくさんの出席者が見込まれるため、京都がふさわしいと思う。ついては、京都出身の金安君に協力してもらいたい。」もう 10 カ月しかない。早速、その日から会場探しを始めた。「値段じゃなく、日本のホスピタリティの良さとスマートさを見ていただくことが大切。プライスレスだよ。」という鳥居塚先生の思いに応えたかった。京都市内中のホテルと会議場に連絡をとり、打ち合わせや、様々なイベントの検討などで慌しく日々は過ぎ、あっという間に当日を迎えた。費用は軽く 1000 万円を超え、手持ち資金、公的助成金だけでは賄えず、業界団体や関連メーカーに頼み込み、寄付を集めた。本質である灸関連国際規格のまとめ作業とはまた違った苦労をしたが、日本での会議がホスピタリティに溢れていたと出席者が感じてくれていたなら有り難い。

若杉 安希乃

北里大学東洋医学
総合研究所
EBMセンター室長

●ISO/TC249 第5回全体会議開催に関わる準備委員会業務

●2014年3月～2014年5月頃

2014年5月末に京都で開催されました全体会議開催に関わる準備委員会業務を担当させていただきました。業務内容は、準備委員会の開催、上海事務局への提出資料の作成補助、各会場設備（マイク・プロジェクター等）の設営補助、受付名簿・名札の作成、Welcomeパーティ・Farewellパーティ等の価格交渉、観光ツアーの設定等々でした。いずれも、参加者が快適に会議を遂行できるよう、ハイレベルのおもてなしができるようにアレコレ悩みながら取り組んでいました。京都での4日間は、恥ずかしながら、「喉元過ぎれば熱さを忘れる」という諺のとおり、具体的に何をどのように苦しんでいたのかは覚えていません。ただ、12カ国の211名が、熱心に議論しあう姿は、すがすがしく印象に残っております。また、スタッフが助けあったこと、お世話になったことは忘れずにおりまして、月日が経過した今でも、当時のメンバーとの交流は続いています。今後の皆様のご活躍を祈念しております。

田口 太郎

九州看護福祉大学
鍼灸スポーツ学科 准教授

●TC249 WG3/WG4/JW6 担当アカデミア

●2016年4月～現在

TC249全体会議は2016年ローマ、2018年上海に参加しました。本記事にもある通り、ローマ会議では公然と行われるWG会議運営のルール違反を目の当たりにし、防戦一方の虚しさを痛感しました。今年の上海会議では、各国と事前ロビー活動を行って頂いたことに加え、会議運営について日本の規格開発エキスパートがニュートラルな立場でレクチャーをするという戦略が功を奏し、WG会議運営は少なくとも「表向き」は改善されています。ただ、TC249全体の流れは、議長の交代等、幹事国の思惑がさらに強く反映されるようになったと感じます。国策を背負って臨む幹事国に比べ、日本の鍼灸関連のエキスパートは人材不足、資金不足で疲弊・老朽化？しています。①国益に係る可能性について関係省庁の理解を得る（＋資金）、②人材の発掘、特に女性が必要（日本の代表は男性ばかりで異様、こわい）、③ロビー活動の重要性を認識し、英語＋中国語の体制を整備、等の対策が必要と考えます。

新原 寿志

常葉大学 健康プロデュース学部 健康鍼灸学科 教授・学科長
日本東洋医学サミット会議（JLOM）委員会
2WG3 主査
（公社）全日本鍼灸学会
JLOM部副部長、学術研究部部員兼安全性委員会委員

●ISO/TC249 WG3・WG4における鍼灸の安全性案件に関する対応

●2015年4月～現在

ISO/TC249設立の目的は、伝統中医学を世界へ輸出可能な一大産業に育てることにあります。そのため幹事国である中国は、生薬、鍼、モグサなどの「モノ」、診察、診断、処方、施術、ライセンス制度といった臨床や教育などの「サービス」の全てを、現行の伝統中医学に沿った国際規格にしようとしています。しかしながら、現行では参加国の多くが教育や臨床に関する国際規格化に反対しているため、中国は「臨床を除く器具や薬の安全使用」という一見もっともらしい所掌範囲を定め、実のところ臨床や教育に関する中国の国内規格をそのまま提案しているのが現状です。中国提案の「特段の注意を要する腧穴における鍼の安全使用」や「頭鍼の安全操作」などがその例です。ISOのルールに従って議論を深め、参加国が納得のいく形で決着するのであれば問題ないのですが、必ずしもそうではない場面が多々見受けられ、アカデミアとしての立場以外のところに注力しなければならないことが、最もツライところです。また、ヒトや予算が限られていることも切実な問題です。日本の鍼灸関係者のさらなる協力が期待されます。

森田 智

千葉大学医学部附属病院
和漢診療科 鍼灸外来主任

●第9回全体会議（上海）など

●2018年4月～現在

ISO/TC249とは国際的な流通促進を目的として生薬や製剤、鍼灸機器（鍼、モグサなど）、伝統医学で用いる診断機器、及びその医療情報に関する国際規格を定める場です。

本会議への参加機会を与えていただき、痛切に感じたことがあります。それは会議での発言がスムーズに受け入れられる態勢を整えておく必要があるということです。そのためのロビー活動は、非常に大きなウェートを占めています。普段からコミュニケーションをとれていないと、せっかく素晴らしい考えや意見があったとしても相手国に伝わりません。次年度は、ロビー活動により注力していくことで、微力ながら伝統医学領域における日本の意見反映に貢献できるのではないかと考えています。

伝統医学の標準化に対しては、肯定的な考えだけでなく様々な意見があります。しかし伝統医学を発展させるためには、まずは世界的な統一を進め、業界内外の認識を高めていくことが必要不可欠であると考えています。

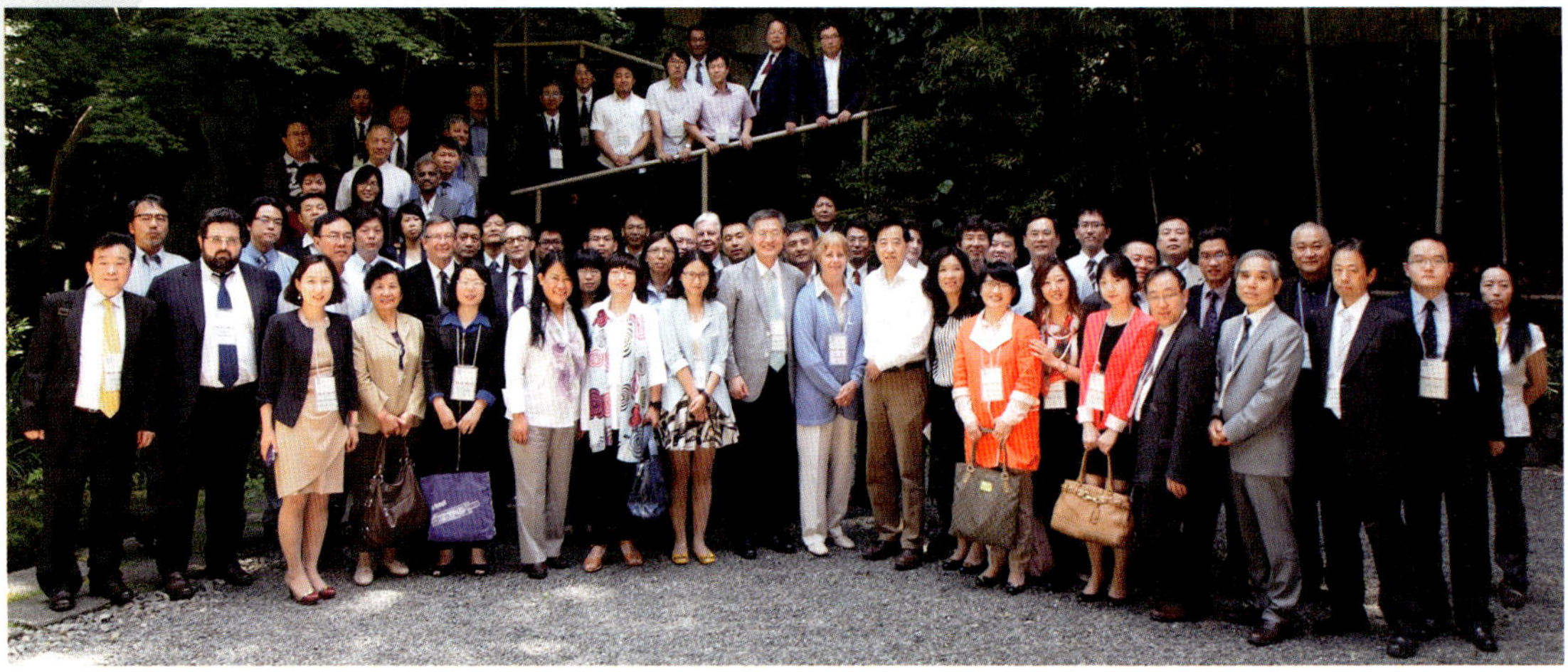

2014年 ISO/TC249　京都全体会議

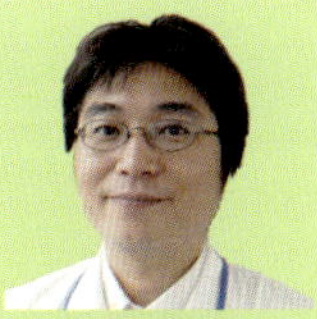

木村 友昭
東京有明医療大学 保健医療学部 鍼灸学科 准教授
東京有明医療大学 大学院保健医療学研究科 保健医療学専攻 鍼灸学分野 准教授

● WG3/4 JWG6 エキスパート
（鍼関係医療機器担当）
● 2011年9月～現在

私は2011年の第1回WG4会議からTC249に関わっています。鍼関連の医療機器規格が専門で、特に鍼電極低周波治療器（パルス治療器）に関しては、国内での医療機器認証基準の策定に関わってきた経緯もあり、重点的に対応してきました。鍼電極低周波治療器の国際規格案は、WG4で2012年に審議が開始されましたが、その後電気医療機器であることから、IECとの共同（リエゾン）WGとして新設されたJWG6に移管されました。しかし、今年の春にISOとIECの双方で行われた投票の結果、IECでは今後審議されないことが決定し、WG4に差し戻されてISO単独で継続審議されています。鍼電極低周波治療器の我が国における医療機器認証基準は近年整備されましたが、安全に配慮した先進性のあるものといえます。また、この基準に準拠した新製品が市場に出回りつつあります。したがって、今後策定される国際規格によって国内情勢に悪影響が生じないように積極的に情報発信し、各国の理解を得ることが重要と考えています。

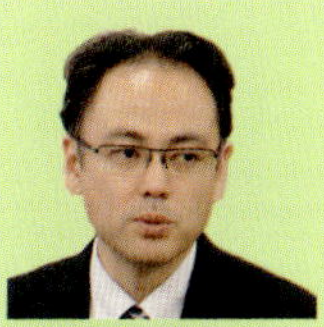

加島 雅之
熊本赤十字病院 総合内科 副部長

● TC249 WG5
● 2012年4月～現在

中国は現在の中医学の内容を無理矢理標準化として位置づけようとしています。しかし、中医学そのものがもつ矛盾点や他の文化圏の人間では理解が難しい問題、伝統医学的観点から見た場合の欠点を内包したままとしています。これらの問題点を解決しなくては、国際標準となることはできませんし、仮にそれが国際標準となった場合に伝統医学の正当性そのものが疑われることとなります。従って、論点を整理しその矛盾や論理の欠点を指摘できるように現在の中医学や東アジア伝統医学に関する深い理解が必要となります。さらに日本の漢方医学の特徴と長所が単に中医学のマイナーバリエーションでないことをいうためには、日本の漢方医学の構造とその他の東アジア伝統医学との違いについて理解・考察しておくことが求められます。

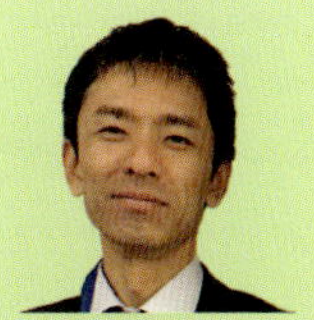

中野 亮一
セイリン株式会社・開発部部長 日本理学療法機器工業会・鍼WG主査

● ISO 17218（Expert）、
ISO 18746（Project Leader）
● 2012年8月～現在

6年前、ISO、TC 249、国際会議と聞いて鍼製造社の開発担当として、違和感や疑問、不安があった。それまで国際標準（IS）は国内の基準や規格と同様に「従う」ものだと考えていた。まさか、ISOにおいて規格開発を主導し、後に国内でJIS規格の立案・制定に関与することになるとは想像もしていなかった。「規格は誰のためにあるのか？」は、製造者、使用者、規制機関などと想像できるが、「その規格を誰が作るのか？」を普通は考えない。実際は規格作成も製造者を含む専門家が各国から選出され、整備された多くのルールに基づきISが開発されている。そこには多くの認識の差や各々の思惑があり「争い」の面が大いにある。国内、国際会議での討論やロビー活動、自ら規格を提案・主導したことで、品質の高い鍼の提供が可能になった。さらに、国内外の鍼を使用する先生方や他国の製造者や規制機関の方々との討論や交流により、国際感覚を得られたことも貴重な経験である。

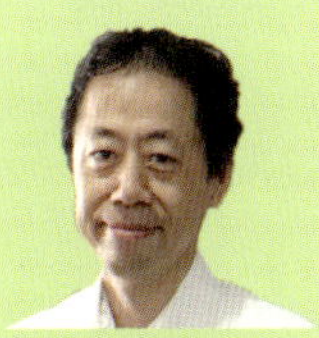

和辻 直
明治国際医療大学鍼灸学部・教授

● ISO/TC249 W4 国内委員
（主に脈診・舌診機器）
● 2012年8月～現在

東洋医学の診断機器の研究は日本が優位であると思っていましたが、2007年から国際学会で台湾や韓国などを見学した際、そうではないことに気付きました。2012年9月に韓国で国際東洋医学会があり、国立韓國韓醫學研究院、釜山国立大学梁山キャンパスを見学し、韓医学の診断機器の研究が進んでいることが判りました。この訪問前後にISO/TC249 W4国内委員に誘われ加わったことを覚えています。特に2014年の6th ISO/TC249 Plenary meetingが京都で日本の委員の尽力により開催され、会議で激論があったことは今も鮮明に覚えています。その後、舌診の色分析法や腹診シミュレータ、脈診の解析などは日本の優位面もあることが判りましたが、今後もISO/TC249の動向は注視する必要性があります。

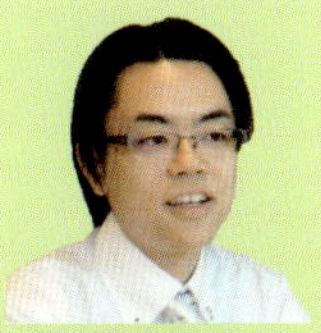

川鍋 伊晃
北里大学東洋医学総合研究所 漢方診療部医長

● ISO/TC249 WG4
（鍼灸鍼以外の医療機器類の品質と安全）
● 2014年2月～現在

漢方医学では、問診以外に触診や視診も病態判断や処方選択に際し重要な評価指標となる。それらの情報の客観化を目的にセンサー開発に取り組んできた経緯があり、その過程でセンサーの要素技術に関する国際標準化も並行して取り組む方針となり、ISO/TC249 WG4において関連規格の提案作業を進めてきた。センサー技術は未だ発展途上にあるが、国際的には標準化が押し進められている状況を踏まえ、イニシアチブをとりつつ、不適切な国際標準の成立阻止を図るため、積極的に活動してきた。具体的には、触診で重要となる脈診や腹診と関連する圧力情報機器に関する規格や、視診で重要となる舌診と関連する舌画像情報解析機器に関する規格の策定を進めてきた。脈診関連機器および舌画像解析機器については、昨年度各1案件ずつISとして発行され、その他3件の規格案についても、TSまたはTRとしての成立が図れる見込みである。

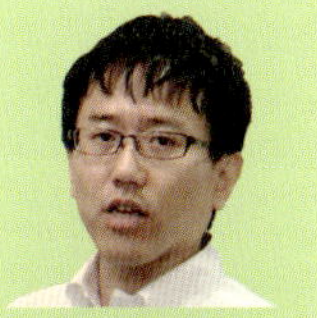

斉藤 宗則
明治国際医療大学 特任准教授

● ISO/TC249 WG5・JWG1、
TC215 JWG1・WG3-TMTF 医療情報（鍼灸関係）
● 2014年4月～現在

ISOはビジネスルールを決める場です。学術的な知識だけでなく、政治力や交渉力、忍耐力等が必要です。用語と医療情報に関しては、TC249は年1回、TC215は年2回、合計年3回の国際会議に出席する必要があります。16843-1「医療情報－鍼灸の表現のための範疇構造－腧穴」の開発・発行に携わりました。現在、重要な案件としてはいずれも中国提案の「中医基礎理論用語」等をはじめとした用語関係があります。舌診・脈診用語についてはすでに工程に入っています。国内の鍼灸用語をまとめ、それらの規格に反映させるべく、現在、日本伝統鍼灸学会や全日本鍼灸学会で、日本鍼灸の用語集を編纂しています。

②ICD-11

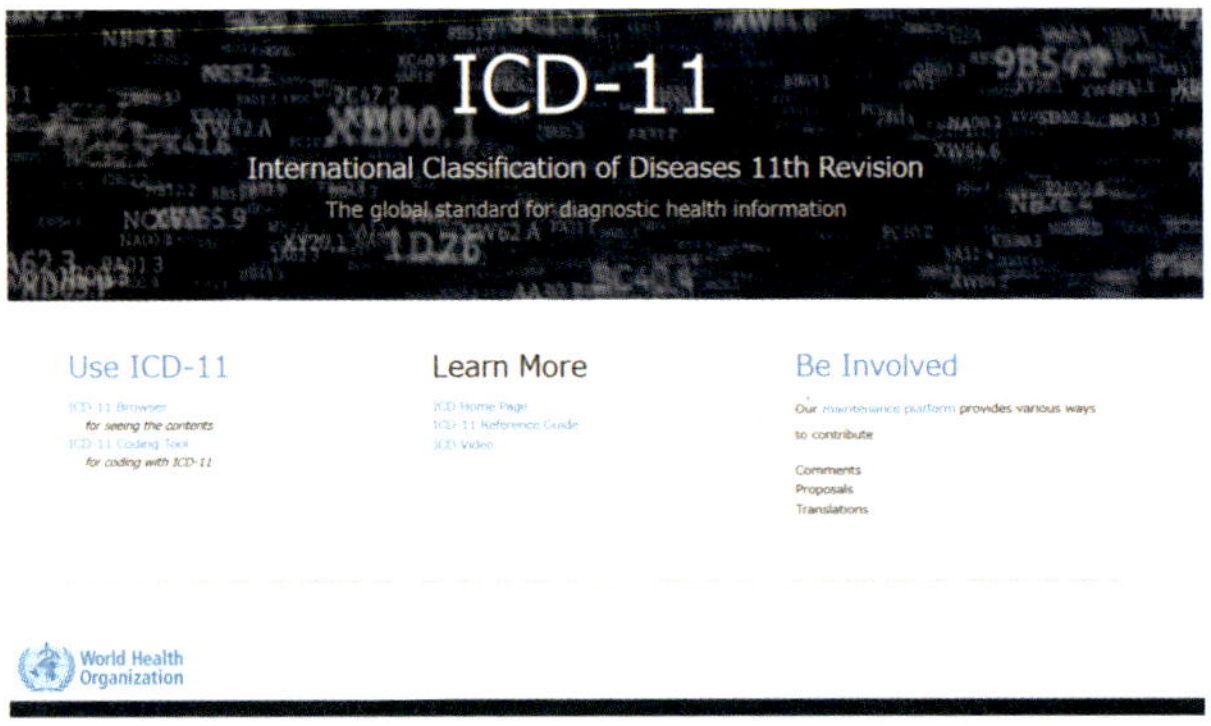

ICD-11 サイト　https://icd.who.int/

死亡率や罹患率の統計

WHO加盟国は死亡率や罹患率の統計に最新のICDを使用することとなっており、世界の100カ国以上で使用されています。わが国でも統計法に基づく統計調査に使用するほか、医学的分類として医療機関における診療録の管理等に活用されています。[1]

ICD-11とは？

ICD-11はICDの約30年ぶりに行われる大改訂となります。2018年6月18日に最終案がWEBサイトで公開され、[2] 加盟国が各国の言語に翻訳するなど、導入の準備ができるようになりました。

改訂・運用までのスケジュール

2019年1月に最終案をWHO第144回執行理事会に提出、2019年5月に第72回世界保健総会に提出され、承認を得た後、各国の事情に合わせてICD-11を使用した統計報告が開始される予定です。

新たに6つの章が追加される

今回の改訂では、「第4章 免疫系の疾患」「第7章 睡眠・覚醒障害」「第17章 性保健健康関連の病態」「第26章 伝統医学の病態－モジュールⅠ」「第Ⅴ章 生活機能評価に関する補助セクション」「第Ⅹ章 エクステンションコード」の6章が追加されます。

日本の医療制度は少数派

日本では国民皆保険制度のもと、1割～3割の窓口負担で西洋医学を中心とした標準的な医療を受けることができますが、このようなシステムで医療の給付が行われている国や地域は、世界全体から見れば少数です。

伝統医療と国際標準

ICDとは?

ICD（疾病及び関連保健問題の国際統計分類—International Statistical Classification of Diseases and Related Health Problems）は1893年に国際的な死亡原因リストとして作成され、WHO（世界保健機関—World Health Organization）が創設された1948年からWHOに委ねられています。

これまで約10年ごとに10回改訂され、現在のICD-10は1990年の第43回世界保健総会（World Health Assembly）において採択されたものです。小改訂として2003年版と2013年版があり、日本では現在これらを使用。また、各国での運用にあわせたナショナル・モディフィケーションも行われています。

「情報格差」を埋め、伝統医療の有効性を再評価

世界人口の大多数は何等かの形で伝統医療を用いています。

たとえばアジア・アフリカなど伝統医療に依存している国や地域では、これまでの西洋医学ベースで作られたＩＣＤで疾病を網羅的に分類することができず、データを収集することもできませんでした。このような「情報格差」を埋め、世界の医療の実態を統計に反映するため、今回の改訂に「第26章 伝統医学の病態－モジュールＩ」が設けられたとされています。

世界の医療基準の転換点

伝統医学分類の導入は、西洋医学一辺倒だった世界の医療基準の転換点となるとともに、国内においても、日本独自に発展してきた漢方・鍼灸の再評価につながると考えられます。また、統計的な調査のもとに伝統医療の有効性が検討でき、その成果が国民に還元されることも期待されています。

なぜ日中韓か

世界ではアーユルヴェーダ、ユナニ医学、チベット医学、モンゴル医学など、さまざまな伝統医療が用いられていますが、今回ＩＣＤ-11に「第26章 伝統医学の病態－モジュールＩ」として追加される伝統医療は、日本・中国・韓国の伝統医療です。この3国の伝統医学は古代中国に共通のルーツをもっています。

中国・韓国では西洋医学と並行して中医・韓医の医療制度や教育システムが整っており、両国ともすでに国家主導で疾病分類ができていました（図1）。また、日本でも漢方は独自の発展を遂げ、1981年までに148種の漢方エキス製剤が医療保険に適用され、漢方医学は2001年から医学教育のコアカリキュラムに、2002年からは薬学教育にも導入されました。漢方専門医は約2000名[3)]である一方、医師の80％以上が日常診療で漢方を使

用しています。[4]

　こうした背景から、まず日中韓の伝統医療の大枠をモジュールIとしてスタートすることになりました。鍼灸の経脈病証も取り入れ、東洋医学を証（pattern）と疾患（disorder）で表現しています。今後、モジュールⅡやⅢとして別の地域の伝統医療が加わることも想定されています。

- **中国の分類**
  病名と証の分類（GB95）病名624と証1624
  用語分類（GB97）疾病930、証800、介入1037
- **韓国の分類**
  韓国医学分類KCD-OM 3（3次改訂版）があり、ICD-10の韓国版（KCD）改正に伴い、西洋医学分類と合体している
- **日本の分類**
  日本漢方分類
  鍼灸の経脈病証

図1　日中韓の伝統医療分類

発効後の運用は？ 臨床との関係は？

「伝統医学の病態－モジュールI」は、ICDの西洋医学の章との組み合わせ、あるいは単独で使われることが想定されています。分類、診断、カウント、伝達、比較のためのツールであり、伝統医療の有効性を評価するための研究と評価を支援するツールでもあります。そのためには臨床家や研究者がコーディングとデータ収集を厳密に行う必要があります。また、患者の安全性に関連するデータの収集も可能となり、伝統医療と西洋医学の相互作用をチェックすることもできます。[5]

　医療機関においては、医師の診断のもと、診療情報管理士[6,7]がICDに基づいてデータを収集・管理し、データベースを抽出・加工・分析することが想定されています。しかし、鍼灸関連のデータがどのように収集・利用されるのかは未知数です。そもそも経脈病証や是動病、所生病という分類を、すべての臨床家が使うわけでもないといった指摘もあります。さらに、「活用されない項目」は将来の改訂において削除される可能性もないとは言えません。今後、この分類をどのように活用してゆくのか、業界全体としての取り組みが必要だと思われます。

<参考文献>

1）厚生労働省サイト https://www.mhlw.go.jp/stf/houdou/0000211217.html
2）WHO ICD-11 https://icd.who.int/
3）日本専門医制評価・認定機構 http://www.japan-senmon-i.jp/hyouka-nintei/data/index.html
4）M3.com　https://www.m3.com/open/clinical/news/article/517640/
5）ICD-11 Reference Guide https://icd.who.int/browse11/content/refguide.ICD11_en/html/index.html
6）日本病院会　http://www.jha-e.com/　診療情報管理士（民間資格）は通信教育もあり、基礎1年・専門1年の2年課程のうち、あはき師は基礎課程を免除される。
7）日本診療情報管理学会　http://www.jhim.jp/
8）渡辺賢治：伝統医学が国際疾病分類（ICD）に入る意義（1）-（4）. 漢方の臨床 , 64-6.7.8.9, 2017
9）東郷俊宏：伝統医学の病証を含むICD11（国際疾病分類第11版）の公表 . あはきワールド 2018
10）柳川俊之，津谷喜一郎：シリーズ中医薬の国際化と標準化に関する中国の政策1～23, 和漢薬 , 2012-2016.

ICD-11年表[8][10]

2003年 WHO西太平洋地域事務局のプロジェクトとして開始

2005年 第1回伝統医学情報標準化に関する非公式会議（北京）
JLOM（日本東洋医学サミット会議）設立

2006年 第2回伝統医学情報標準化に関する非公式会議（つくば）
東アジア伝統医学国際分類に関する会議（ソウル）
WHO-FIC年次総会でプレゼンテーション（チュニス）

2007年 国際伝統医学分類チーム会議（東京）
JLOM内にチーム結成
WHO-FIC第2回アジア太平洋会議（京都）
WHO-FIC年次総会（トリエステ）でアルファ版プレゼンテーション

2008年 WHO伝統医学会議（北京）『北京宣言』

2009年 WHO伝統医学拡大会議（香港）
WHO-FIC年次総会（ソウル）

2010年 第1回WHO国際伝統医学分類プロジェクト会議（香港）
第2回WHO国際伝統医学分類プロジェクト会議（東京）

2011年 伝統医学分類作成会議（マニラ・ジュネーブ・香港）
国際伝統医学分類を「疾病」と「証」に分けることを確認
WHO-FIC年次総会（ケープタウン）

2012年 WHO-FIC年次総会（ブラジリア）
第3回WHO国際伝統医学分類プロジェクト会議（上海）
第4回WHO国際伝統医学分類プロジェクト会議（香港）
第5回WHO国際伝統医学分類プロジェクト会議（東京）

2013年 WHO-FIC年次総会（北京）
国内でフィールドテスト

2014年 WHO-FIC年次総会（バルセロナ）

2015年 WHO-FIC年次総会（マンチェスター）

2016年 WHO-FIC年次総会・ICD改訂会議（東京）
伝統医学のサイドセッション開催

2017年 WHO-FIC年次総会（メキシコシティ）
第10回WHO国際伝統医学分類プロジェクト会議（東京）

2018年 ICD-11最終案公開

● ICD-11 に参与された内容と時期・期間

伝統医療と国際標準

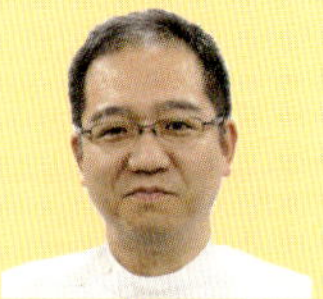

星野 卓之
北里大学東洋医学総合研究所 医史学研究部 部長

●伝統医学章の編集、関連学会発表
●2014 年ごろ～現在

日本東洋医学会の用語及び病名分類委員会委員長になってからは、伝統医学章の英文記述をすべて読みこんで訂正するという作業が最も大変でしたが、そのおかげで 350 近い分類名について理解を深めることができました。今年 4 月に上海で行われた最後の編集会議に出席した際には、10 年以上取り組まれてきた先生方がゴールを迎えるにあたって感慨深いコメントをされていたのが印象的でした。これからは漢方・鍼灸界で、いかに活用していくかが問題となります。鍼灸関係の十二経脈・奇経八脈病症は 20 しかありませんので、虚実・寒熱分類やエクステンション・コード（解剖学的部位や機能障害を付記できる）を組み合わせると、より詳しい記載が可能です。

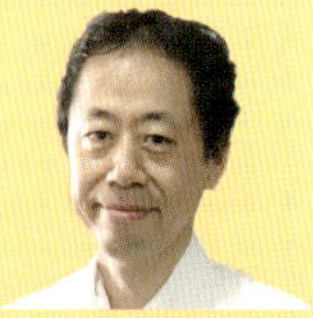

和辻　直
明治国際医療大学
鍼灸学部・教授

●国内委員（日本東洋医学会・用語及び病名委員会委員、全日本鍼灸学会 辞書・用語委員会 委員）
●2015 年 10 月～現在

2015 年 9 月に日本東洋医学会の用語及び病名委員会に参加し、ここで WHO ICD-11 の東洋医学の病証を議論し、ICD-11 の日本提案を作成していることを知りました。2013 年 2 月に経脈病証のフィールドテストの結果を踏まえて病証の再検討をしていた時、この委員に参加して、まさか私自身が国際疾病分類の提案側の一端を担うとは考えてもいませんでした。日本側の ICD-11 β版　経脈病証を、一定方針を基に作成し、提案に参加できたことは貴重な体験でした。ICD-11 β版は 2018 年 6 月に公表されただけで、これからが重要な局面となります。今年度中に経脈病証のフィールドテストを実施し、鍼灸の学会や業団等の協力を得て 1000 例以上を集積し、正式採択に臨むことになっています。

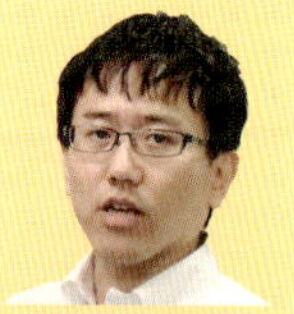

斉藤 宗則
明治国際医療大学
特任准教授

●2018 年 4 月～現在

ICD-11 では、伝統医学が初めて現代医療の体系の中に入ることになります。ただ、現在の ICD-11 は公表されただけで決まったわけではなく、現在も毎週のように細かな修正がなされています。来年正式に採択されるために、フィールドテスト（使用状況調査等）が求められています。鍼灸では経脈病証に限定し、すでにパイロットテストを明治国際医療大学で行い、7 月に国内の WHO 国際統計分類協力センター会議（日本東洋医学会で開催）で報告し、高い評価を得ました。これを基に今年の 10 ～ 12 月にかけて大規模な調査（インターネットでのアンケート形式）を実施します。ご協力のほどお願い申し上げます。詳しくは全日本鍼灸学会のサイト（http://jsam.jp）等をご覧ください。

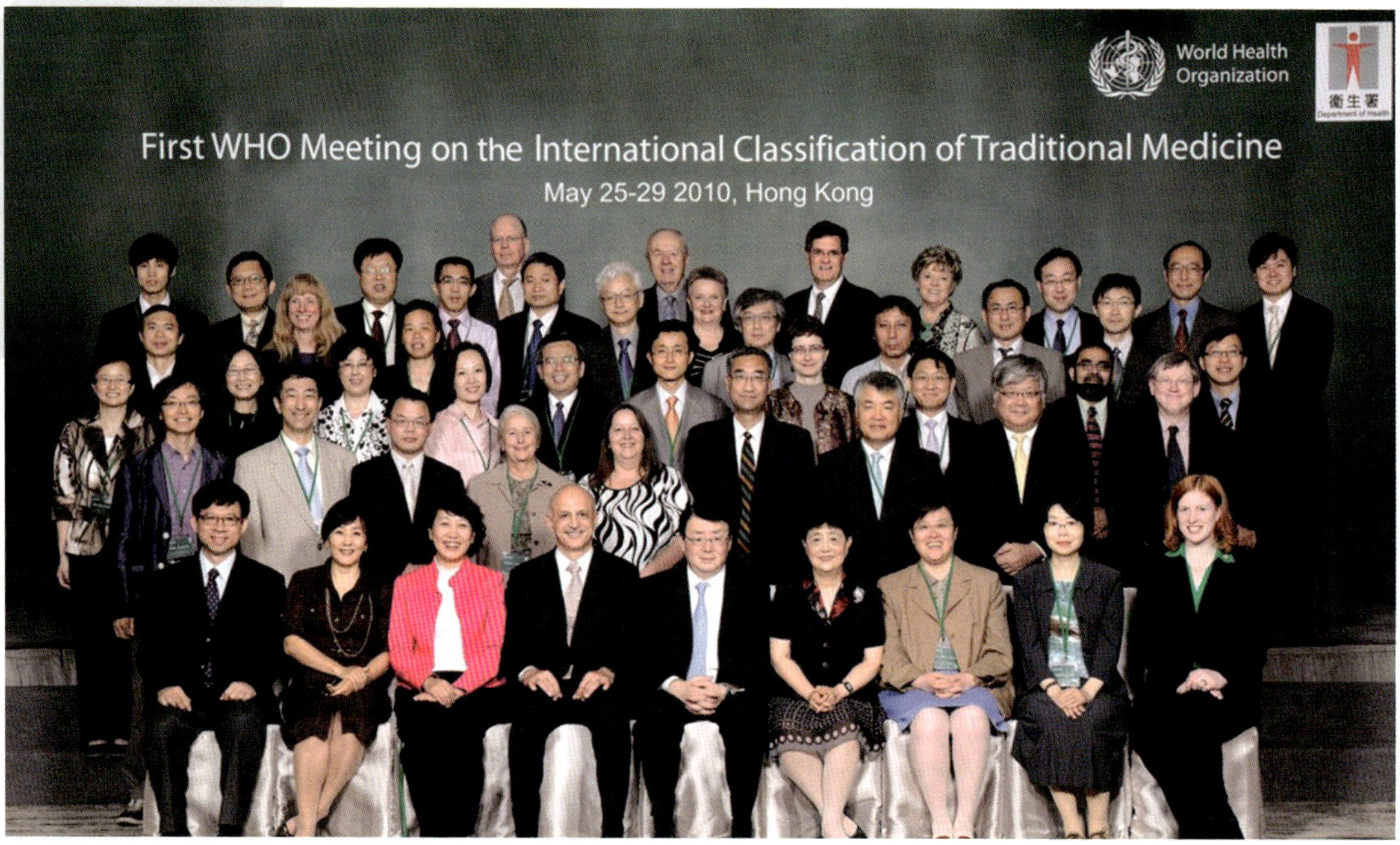
World Health Organization
衛生署
Department of Health
First WHO Meeting on the International Classification of Traditional Medicine
May 25-29 2010, Hong Kong

2010 年 第 1 回 WHO 伝統医学分類国際会議（香港）

ICD-11の伝統医学分類は、これから活用されることによって世界の医療の見え方が変わってくるツールだと言えます。
そのスタートまでの十数年間に携わってこられた先生方にコメントをいただきました。

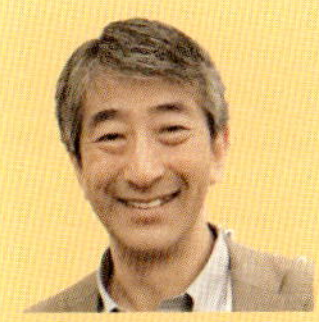

渡辺 賢治
慶應大学医学部
漢方医学センター教授

●2005年から2008年まで議長を、2009年から共同議長を務めました。現在はICD全体の学術的アドバイスをする、WHO医学科学諮問委員会委員を務めています。

●2005年5月～現在

伝統医学分類プロジェクトは2003年にWHO西太平洋地域事務局の伝統医学担当官に赴任したChoi Seung-Hoon氏の伝統医学標準化プロジェクトの一つとして始まりました。2008年にアルマータ宣言の30周年記念会議が北京で行われ、その席で正式にWHO本部のプロジェクトになることが決定し、2009年の香港の会議には世界中の伝統医学の代表が集い、2010年から日中韓の伝統医学をまずはICD-11に入れるということで、正式にスタートしました。当初は日中韓の思惑のずれがあり意見の食い違いから会議が進まないこともしばしばでした。しかし、1900年からの歴史を有するICDに伝統医学が入る、という偉業を達成するためには、日中韓の違いを克服する必要があり、徐々にその目標に向かつて力を合わせるようになりました。最後には長年培ったチームワークで、さまざまな困難を乗り切り、ついに2018年6月18日に正式なリリースとなりました。2019年5月のWHO総会での承認を経て正式な分類として認識されます。

今後は開発フェーズから実装フェーズに入ります。ICD-11に伝統医学の章が入ったことは、国際保健統計の土台に載ったことになります。今後はこれを元に本格的な科学的データを集積していく必要があります。

10年、20年の長期の仕事になります。鍼灸にとっても漢方にとっても大きなチャンスであるとともに、重い責任を背負っていくことになりますので、どうぞよろしくお願い致します。

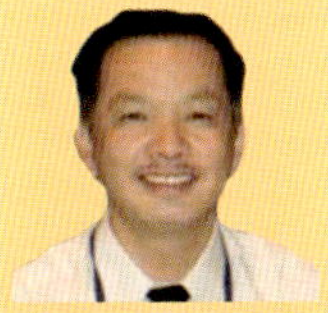

元雄 良治
金沢医科大学
腫瘍内科学 教授

●IC-TM香港会議、ジュネーブ会議に出席

●2010年12月頃～2013年6月頃

2012年3月の香港でのIC-TM会議とジュネーブでの打ち合わせ会に、IC-TM Intervention　TAGの日本代表として参加した。香港では国際的な関係者が多く参加し、議論ができたが、ジュネーブでの打ち合わせは参加者が少なく、韓国は代理の現地学生、中国は不参加、日本からは私一人という状況であった。予定が突然変更され、航空券のキャンセルなどあり、マネージメントの問題があった。

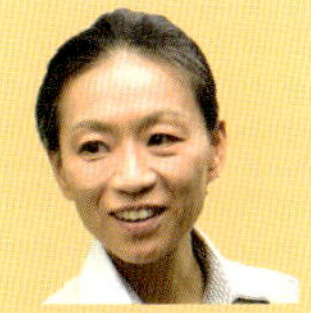

伊藤 美千穂
京都大学大学院
薬学研究科 准教授

●ICD伝統医学の章編纂の日本マネージングエディター

●2011年12月～現在

日中韓3国の伝統医学は古代中国に共通の起源をもち、他の地域の伝統医学と比較するとお互いに類似性が高いものの、諸般の事情からこれらをICDの1つの章にまとめることは困難な作業であった。嘗てベン図の重なり部分を最大公約数的にまとめて作られた伝統医学用語集が、実質上全く使えない代物であることから、ICDではミッキーマウスモデルと称する、ベン図の外周で示される範囲をカバーするコンセプトで作業を進めた。作業開始後初期数年間は3国の関係はいつもけんか腰の様相であったが、近年は相互理解が進み、和気あいあいと作業している。今後ICD-11は実装段階に入るが、日本の個性がよく表れている経脈病症については、あはき師の方々がこれを積極的に活用していただくことが重要なポイントとなる。

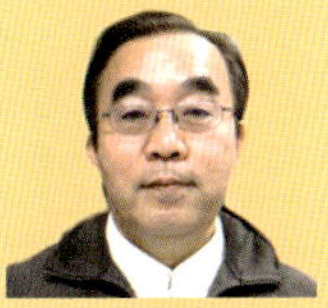

篠原 昭二
九州看護福祉大学　看護福祉学部
鍼灸スポーツ学科

●経脈病証及びフィールドワーク用の症例提示を行った

●2012年9月～2016年3月頃

中国、韓国等が臓腑病証や四象体質等を提案していることから、ICD Chapter26日本提案（鍼灸領域）として、日本の伝統鍼灸において用いられる経脈病証を提案することが重要と考えた。しかし、単純に経脈の虚実証を提示することはできなかったことから、経脈の病証を是動病、所生病からまとめる必要があった。このうち、是動病に注目して、この内容を経脈病証の代表的記述と考えるに至った。また、古典の記述を鵜呑みにするのではなく、胃経の病証の中の「うつ」の記述を削除したり、現状において理解不可能な記述は極力削除するよう配慮した。さらに、第一回フィールドテスト用の症例8例をモデルとして提示した。これらの症例については、日本伝統鍼灸学会・戸ヶ崎正男先生とともに検討作業を進めた。

その後、経脈病証等の検討作業は、小生の代わりに明治国際医療大学・和辻直教授に引き継いでいただいた。

国際標準を考える

―生薬・漢方薬に関する医薬品情報の取り扱い方―

伝統医療の国際標準はなぜ必要で、どんなふうに使われるのでしょうか？　形のあるモノであり、身近でイメージがわきやすい生薬・漢方薬の例から情報の国際標準化について説明していただきました。（編集部）

葛根湯とは？

いきなり問題です。日本の公的な文書において、「葛根湯」という用語は何を指すでしょう？

①医療用漢方エキス製剤の葛根湯
②一般用漢方製剤の葛根湯
③葛根湯のエキスの原末
④葛根湯の煎液（湯液）
⑤葛根湯を構成する生薬の混合物

モノとしての生薬・漢方薬を正しく表現するには

医薬品は視覚的に見ることができるモノですが、必ず情報とセットになって使用されます。その情報を、指導者から学生へ、製薬企業から医療従事者へ、医療従事者から患者へ、いかにして伝えるかが、医薬品情報学という学問です。

モノは見せることができるので、情報の発信者から受信者へモノを実際に見せることができれば、モノそのものに関する情報は比較的簡単に伝えられます。モノの写真を見せることでも、そこそこ正確に伝わります。それでは、伝統医学で学ぶ本草書と呼ばれる古典にある絵図ではどうでしょう？　あるいは、文字（生薬の名前）だけだったら？　日本の伝統文化を、写真や絵図を使わずに言語（用語）だけで欧米人に上手に伝えることができますか？

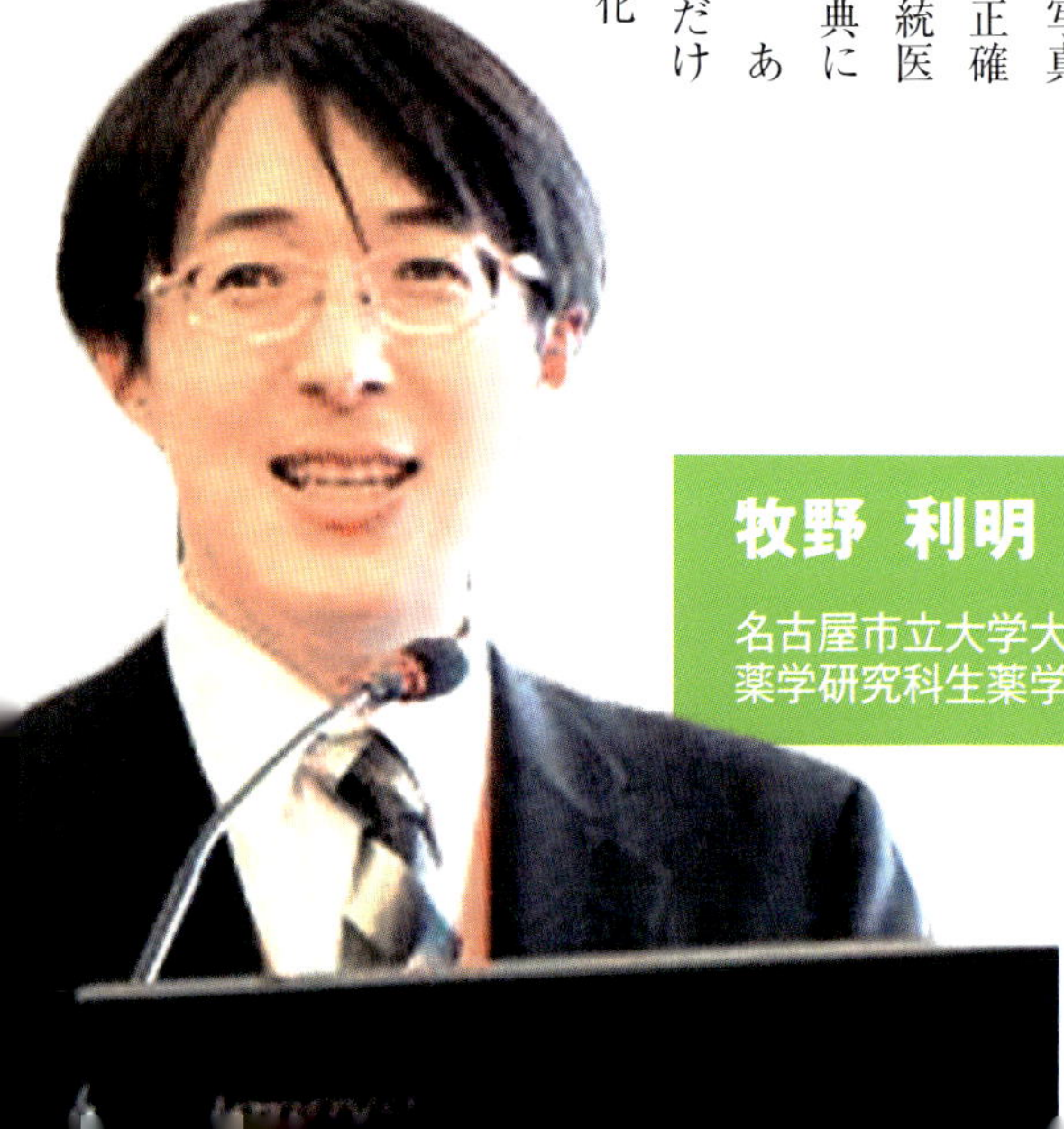

牧野　利明

名古屋市立大学大学院
薬学研究科生薬学分野教授

発信者と受信者の概念が異なると伝わらない

情報はモノに附随しますが、モノそのものではなく、用語（文字+それに附随する音）で表現され、それによって頭に描かれるイメージ、概念になります。したがって、用語の書き手と読み手、あるいは講演者と聴講者との間で、前者が発する用語の意味（指している概念）と後者が読み聞きする用語の意味が同じでないと、誤解や矛盾が生じることになります。

さて、最初の問題の答えは、②と⑤です。②については、平成24年8月30日に厚生労働省から発行された一般用漢方製剤承認基準に「葛根湯」の定義があり、「以下の7種の生薬を規定されている配合量で混合して湯液として調製し、製剤化したもの」とされています。また、日本の公定書である日本薬局方では「葛根湯エキス」が定義されており、「以下の7種の生薬を規定されている配合量で混合してエキス剤の製法により調製したもの」とあります。わざわざ「エキス」の用語を付けていることから、「葛根湯」とは⑤の生薬の混合物ということになります。実際に、厚生労働省医薬・生活衛生局審査管理課が発行している『薬局製造販売医薬品業務指針』でも「葛根湯」は生薬の混合物です。

ところで我々は、日常会話で普通に「葛根湯を飲む」という表現をするわけですが、⑤の生薬の混合物はそのままでは口から飲めません。当然、生薬の混合物をお湯でぐつぐつ炊いて（煎じて）、カスを捨てて、お湯に溶けてきた生薬由来の成分（エキス）を飲むわけです。この場合の「葛根湯」とは、お上が決めた正しい定義の葛根湯ではなく、情報の発信者と受信者の間での、いわゆる〝あうんの感覚〟で「葛根湯」という用語を「エキス」または「エキス製剤」に置き換えて認識しあい、お互いにコミュニケーションしていることになります。

ここまでは、日本で仕事をしている薬剤師どうし、あるいは患者間なら大きな問題にはなりません。しかし、いざ、「葛根湯」が何を指すのかを全く分からない、育ってきた文化の中に「葛根湯」が存在していない外国人が相手のときはどうでしょう？「葛根湯」というモノに関する情報を、国際社会の中で正しく伝えることが、けっこう大変だと言うことがご理解いただけるでしょうか？

生薬、漢方薬をどう英語で表現する？

現代のグローバル社会では、学術の世界でも商売の世界でも、英語で表現することが普通です。私たちも英語で漢方薬に関する学術論文を書きます。その時は、読者は日本人とは限りませんので、〝kakkonto〟と書いても海外ではまったく理解されません。

生薬や漢方薬に関するモノの情報は、国際条約で規定されている、全世界で通用する動植物の学名（ラテン名）を使用します。生薬については、「原料となる動植物のラテン名+薬用部位」を用いて、はじめて世界で通用する定義になります。つまり、「葛根」なら、原料となる薬用植物のクズの学名を用いて、「*Pueraria lobata* の根を乾燥させたもの」となります。漢方薬は生薬の混合物ですから、配合されている生薬と配合量を羅列することになります。当然、患者さんが実際に飲んだり、実験に使用する研究材料としての漢方薬はたいていの場合エキスですから、その調製方法まで情報として加えなければなりません。

　ところが、その基本ができていない学術論文は多くあります。「以下のherbal componentsを使用した。乾燥させたモミジバダイオウ *Rheum palmatum* とトウオウレン *Coptis chinensis* を粉末にして、0・5gを正確に測定し、25mℓのMeOHで10分間超音波処理をして抽出した。」（J. Ethnopharmacol. 153(1)160-168, 2014から、牧野が勝手に一部を日本語訳しています）という表現では、「モミジバダイオウ」や「トウオウレン」は、わざわざ植物の学名を併記しているくらい、植物そのものを指す用語ですから、この文を生薬学の知識がない他分野の研究者がそのまま理解すると、生薬ではなく植物全体を使ったことになりますし、植物学において〝herb〟という用語は〝草本植物の地上部〟を意味しますので、植物学者が読めば、生薬として利用するときの用部である根茎ではなく、地上部を使用したと理解してしまうかもしれません。もしかすると、生薬として加工されたものではなく、畑から掘ってきたばかりの新鮮なモミジバダイオウやトウオウレンを乾燥させないまま使用したのかもしれません。

　このように、生薬・漢方薬に関する医薬品情報を発信・受信するときは、まずはモノに関する用語を正しく定義するところから始めなければなりません。日本薬局方では、生薬のカタカナ、英名、ラテン名、漢名の4種の名称について、基原となる動植物名＋薬用部位名で表現して定義します。すなわち、「ニンジン、Ginseng、Ginseng Radix、人参」とは、「乾燥したオタネニンジン *Panax ginseng* の細根を除いた根」と定義しています。この日本薬局方のおかげで、「日局ニンジン」（日本薬局方のことを「日局」と訳すことがあります）と表現すれば、日本国内なら定義なしでもそのモノを正しく伝えることができます。

　ただ、一般の方は、「ニンジン」といえば、英語でcarrotに相当するモノ（野菜）をイメージすることが多いと思います。ここでややこしくなるのは、「ニンジン」という用語は、*Daucus carota* subsp. *sativus* という学名をもつ植物名でもあり、その植物の根を原料にした「ニンジン」という野菜名でもあり、両者は別モノである、すなわち「ニンジン」は多義語であるという点です。

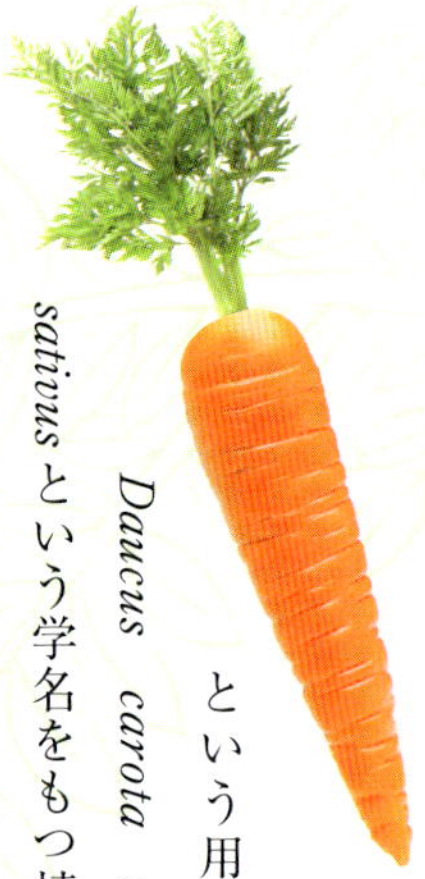

生薬名は多義語であることが多い

生薬は、薬用動植物または鉱物を原料にして生産される医薬品です。メディア等で「生薬を栽培する」と言った表現をされることがありますが、これは誤りです。野菜の場合は畑から収穫してそのまま店頭に並んだり食したりしますので、「野菜を栽培する」はあり得ますが、生薬は薬用植物などを収穫してから乾燥など必ず何らかの加工を経て医薬品となったモノですから、あくまで生産する、製造するモノであり、栽培することはできません。

　さて、漢方薬の原料としてよく使用される生薬のうち、「トウキ」「センキュウ」というモノがありますが、実はその原料となる植物の名前も「トウキ」「センキュウ」と言います。トウキ（植物名）の根を原料にして、トウキ（生薬名）が生産される、ということで、「トウキ」は同じ表現でも異なる意味を持つ多義語となります。すなわち、「トウキ」という用語が文章内に出てきた時は、生薬名なのか植物名なのかを文脈に応じて判断しなければなりません。葛根湯に配合される「マオウ」という生薬もそうです。原料となる植物の名前が「マオウ」ですし、植物のマオウの科名、属名も、それぞれ「マオウ科マオウ属」です。ああややこしい。

そのため、情報を発する時、用語の前に「●●の」とその用語が示している内容のグループ名を付けることが、誤解を回避するために重要になります。野菜のニンジン、生薬のニンジン、粉末生薬のニンジンなどの表現の他、医療用医薬品の切断生薬のニンジンなどなど、うっとうしいですが、正しく情報を伝えるためには「●●の」は必要なことです。この●●のことを、専門用語でドメイン（日本語では分類、領域と訳されます）と呼び、通常は階層構造を取りますので、「●●の△△の□□のニンジン」とドメインを付ければ付けるほど、正しく情報が伝わることになります。（図1）

“Ginseng（人参）”に相当するさまざまな「モノ」

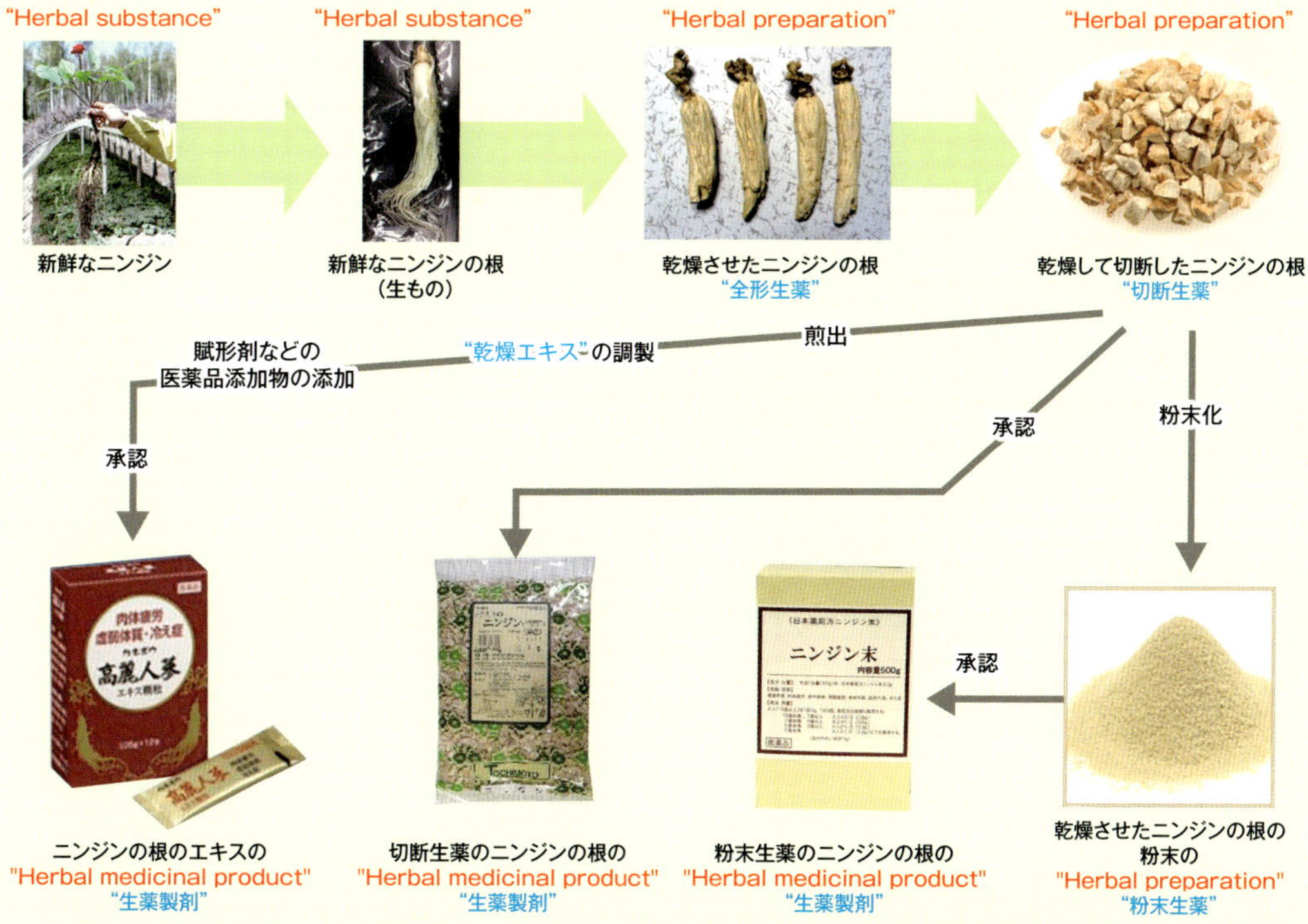

赤字はヨーロッパ医薬品庁（EMA）が定義している用語で、日本語に訳せば、左上から右回りで「モノとしての薬用植物」、「薬用植物を原料にした医薬品（製剤）原料」、「薬用植物を原料とした医薬品（製剤）」。青字は日本薬局方などの日本の公定書で使用されている用語。

図1

日本と中国は同じ漢字を使うので誤解されやすい

中国と日本は、同じ漢字文化圏ですが、例えば、中国語の「手紙」は「トイレットペーパー」のことを指すなど、漢字で書かれた用語が指しているモノが異なるケースがよくあります。この場合、発音は異なりますが、文字の形は同じですので、やはり多義語と言えます。また、伝統医学の場合は時代による用語の意味の変遷も考えなければいけません。例えば、山上憶良が詠んだ秋の七草の歌に出てくる「朝顔」は、何でアサガオが秋に咲くんだよと突っ込みたくなるわけですが、当時の「朝顔」は現代の「キキョウ」に相当する植物のことを指していて、用語の意味が時代とともに変遷してしまった例のひとつです。そうなると、葛根湯

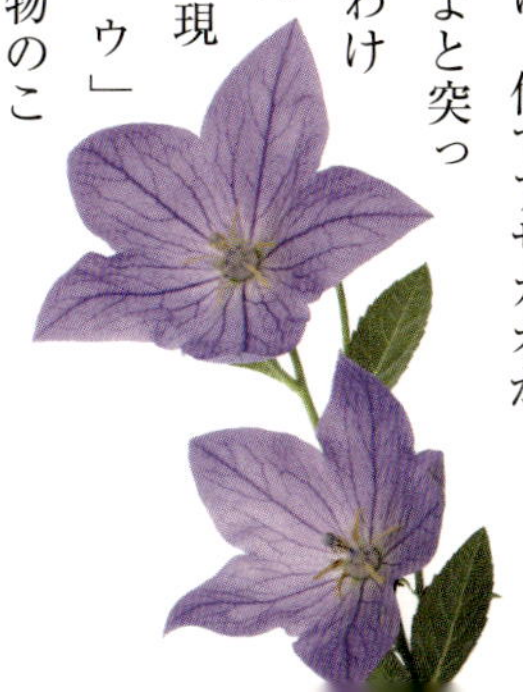

は3世紀頃にまとめられた『傷寒雑病論』という書物の中に、葛根、麻黄、桂枝、芍薬…と生薬名が書かれている訳ですが、その生薬名が、現在の日本薬局方で定義されているものと同じなのでしょうか？

また、同じモノが異なる文字で表現されることもあります（同義語）。言語が違えば表現方法が異なるのは当然ですので、多くのモノが日本語と中国語で異なる表現をしているのですが、中国大陸の古代医学を起源としている中医学と日本の漢方医学とで、同じ植物の薬用部位を使用した生薬が、違う生薬名となっているケースもあります。（図2）

生薬名も、多義語だったり、同義語だったりする

当帰（当归）
Japan : Dried root of *Angelica actiloba*
China : Dried root of *A. sinensis*

川芎
Japan : Dried rhizome of *Cnidium officinale*
China : Dried rhizome of *Ligusticum chuanxiong*

柴胡
Japan : Dried root of *Bupleurum falcatum*
China : Dried root of *B. chinense* or *B. scorzonerifolium*

桂皮
Japan : Dried bark of *Cinnamomum cassia*
China : Dried bark of *C. tenuifolium*※

甘草
Japan : Dried root or stolon of *Glycyrrhiza ulalesis, G. glabra*
China : Dried root or rhizome of *G. ulalensis, G. glabra, G. inflata*

Dried rhizome of *Zingiber officinale*
Japan: 生姜
China: 干姜

Dried rhizome of *Atractylodes japonica*
Japan: 白朮（白术）
China: 苍术（蒼朮）※

※は、中国政府が承認している『中華人民共和国薬典』（日本での日本薬局方に相当）には載っていませんが、『中薬大辞典』に記載されています。植物の学名のうち属名は、2回目以降は頭文字だけ残して省略してよいことになっています。

図2

同義語と多義語

例えば「ケイヒ」という用語は、日本ではシナニッケイ*Cinnamomum cassia*の樹皮を基原とする生薬の名前であり、日本語の漢字で「桂皮」と表現します。この生薬のことを中国語では「肉桂」と表現します。すなわち、日本語の「桂皮」と中国語の「肉桂」は同義語です。

一方、中国語の「桂皮」は、ヤブニッケイ*Cinnamomum tenuifolium*の樹皮を原料とするスパイスのことを指します。中国のスーパーマーケットで「桂皮」を購入すると、日本の「桂皮」とは香りが全く異なります。つまり、日本語の「桂皮」と中国語の「桂皮」は、異なるモノを指す多義語です。この場合は、情報発信者が日本人か、中国人かで、受信者側が判断すればよいことになりますが、一般人はそもそも「桂皮」が指すモノが日本と中国とで異なるということを知らないでしょう。

先ほど出てきた日本語の「シナニッケイ」は、学名*Cinnamomum cassia*という植物のことを指す用語ですが、この植物のことも中国語では「肉桂」と表現します。つまり、中国語の「肉桂」は、生薬名でもあり、植物名でもあるという多義語となり、文脈に応じて意味が変わってくる用語です。このあたりになると、中国語のプロであるはずの中国人でも、けっこう間違って文章を書いたりするケースがありますので、中医学を学ぶ時は気をつけましょう。

日本語の「ニッケイ」は、学名*Cinnamomum sieboldii*という植物のことを指す用語で、この植物の根皮をニッキと称して和菓子の八つ橋の香りなどに使用したりします。この植物名は、日本語の漢字では「日桂」と表記しますが、発音は中国語の「肉桂」を日本語読みした時と同じです。つまり、文字のない会話だけでコミュニケーションをする時は、さらなる注意が必要となります。

いわゆる「シナモン」というのは、

セイロンケイヒ *Cinnamomum zeylanicum* という植物の樹皮を原料とした香辛料のことですが、同じ香りがシナニッケイの樹皮からも、ニッケイの根皮からもしますので、香辛料として市販されている「シナモン」の原料は、それらの植物のうちのどれか、または混合物になります。このようなケースは学術論文では再現性の保証ができませんので、このような商品を実験サンプルとして使用しても論文として発表できないという困ったことになります。研究を始める前に実験材料の元となっている植物の種を正しく認識することが重要となります。

さらに日本でもっと複雑になってしまうのは、日本で使用されている漢方薬の桂枝湯、柴胡桂枝湯、桂枝茯苓丸などは、処方名に「桂枝」とあるのに、配合されているのはシナニッケイの樹皮である「桂皮」です。「桂枝」は、日本でも中国でもシナニッケイ *C. cassia* の小枝と定義されていて、中国の桂枝湯には処方名通り桂枝が配合されています。漢方薬に関する書籍で、例えば「柴胡桂枝湯のなかで桂枝は◯◯という役割を果たしている」などの表現が出てきたら、中国ではそれで正しいのですが、日本では誤りになります。

以上のように、日本の漢方薬と中国の中成薬は、同じ名前でも中身がかなり異なることが理解できたでしょうか？ 川芎茶調散なんて、日本漢字と中国での簡体字が同じなので、日本と中国とで全く同じ表現をしているのに、配合されている生薬はすべて異なる植物を原料にしているのですよ！（図3）

川芎茶調散（Japan）

川芎	Dried rhizome of *Cnidium officinale*	3 g
白芷	Dried root of *Angelica dahurica*	2 g
羌活	Dried rhizome and root of *Notopterygium incisum* or *N. forbesii*	2 g
茶葉	Dried leaf of *Cameria sinensis*	1.5 g
防風	Dried root and rhizome of *Saposhnikovia divaricata*	2 g
荊芥	Dried spike of *Schizonepeta tenuifolia*	2 g
薄荷	Dried terrestrial part of *Mentha arvensis* var. *piperascens*	2 g
甘草	Dried root and stolon of *Glycyrrhiza uralensis or G. glabra*	1.5 g
香附子	Dried rhizome of *Cyperus rotundus*	4 g

投与量：計18gの生薬を煎じて得られるエキス/日

川芎茶調散（China）

川芎	Dried rhizome of *Ligusticum chuanxiong*	120 g
白芷	Dried root of *Angelica dahurica*, or *A.dahurica var. formosana*	60 g
羌活	Dried rhizome and root of *Notopterygium incisum* or *N. francheti*	60 g
细辛	Dried root and rhizome of *Asarum heterotropoides* var. *mandshuricum*, *A. sieboldii* var. *seoulense*, or *A. sieboldii*	30 g
防风	Dried root of *Saposhnikovia divaricata*	30 g
荊芥	Dried aerial part of *Schizonepeta tenuifolia*	45 g
薄荷	Dried terrestrial part of *Mentha haplocalyx*	120 g
甘草	Dried root and rhizome of *Glycyrrhiza uralensis*, *G. inflata* or *G. glabra*	240 g
		60 g

投与量：以上の生薬の末の混合物12g/日

図3

日中で生薬の基原が異なれば、処方になるとさらにたいへん！

まとめ

以上のように、生薬・漢方薬に関する医薬品情報は、生薬を専門としていない医療従事者が勝手にイメージした意味で情報を発信しているケースが多々あり、情報を受信する時にはその情報の吟味が必要なことがよくあります。伝統医学を学ぶ時も、その書籍の表現（字面）を見るだけでなく、その書籍が書かれた時代における意味を考えながら読まなければ、正しく学べていないことになります。逆に読者の皆様が生薬・漢方薬に関する医薬品情報を発する側になったときには、以上のような背景を元に、受信者に情報が正確に伝わるよう、ドメインを上手に使って最大限の努力をしましょう。

そのような誤解を防ぐために中国が躍起になっているのが「国際標準化」なわけですが、その困難さについては他稿に譲ります。

どうなる?! 広告

―あはき・柔整広告検討会の行方―

厚生労働省では、今年5月から「あん摩マッサージ指圧師、はり師、きゅう師及び柔道整復師の広告に関する検討会」[1]が行われています。これまで5月10日・7月18日の2回開催され、今後も1～2カ月に1回開催して年内に方針をまとめることとなっています。

医療法の改正を受けて

今回の検討会は、社会保障審議会医療保険部会において「違法広告の適正化を行うべき」との指摘があったこと、また今年6月に施行された改正医療法で医療機関のウェブサイト等について虚偽・誇大広告を禁止し、中止・是正命令や罰則を科すことができるようになったことを受けて[2]、あはき・柔整の広告についても見直すために開催されることとなりました。

広告ガイドラインの作成と無資格業者への規制

検討会では、

①あはき・柔整の広告ガイドラインの作成
②あはき・柔整の広告可能事項の見直し
③無資格類似業者の広告のあり方について

が検討されます。特に無資格業者への規制が検討されることになったのは画期的だと言えます。

第1回検討会では

5月10日に開催された第1回検討会では、厚生労働省から会議の運営について説明があった後、昨年行われた都道府県等への事前調査の結果が報告されました[1]。

都道府県の意見（抜粋）

- 施術の種類が明確な施術所名とするべき
- 「○○治療院」は施術所であると認識されており、使用可能としてはどうか
- 保険が使える条件を明記することを義務化するべき
- 各業種の説明などは広告可能とするべき
- 利用者の不安を緩和するため、手技、施術の流れは広告可能とするべき
- 施術料金、自費施術の料金表、出張の料金、予約の場合のキャンセル料、バリアフリー、カード支払可など利用者の利便性に関するものは広告可能とするべき

- あはき・柔整以外の施術所に関しても、あはき・柔整の施術所と同様の規制が必要

続いて検討会の構成員によるフリーディスカッションが行われ、それぞれの立場から次のような意見が述べられました。

患者団体の意見

- 一般の方は施術所と医療機関との区別がついていない
- 施術所の守備範囲について情報提供をするべき
- 医療法で行われているネットパトロール[3]をこちらにも導入してはどうか
- 「治療」という文言を認めることには反対

無資格類似業者の広告規制については厚生労働省、都道府県、患者団体、施術者団体とも異議なしと見られる。ぜひ実効性のある仕組みを！

施術団体の意見

- 無資格者による被害も出ているので、届出の必要ない無資格者をどのように指導するのか検討してほしい
- あはきは療養費を使っていない自費の施術所のほうが多いので、無資格と自由競争できる程度の情報提供ができるようにしてほしい

保険者の意見

- 指導根拠を明確にし、従わない場合は療養費受領委任の取り扱い中止なども必要

検討会の構成員

座長

福島　統（東京慈恵会医科大学　教育センター長・柔道整復研修試験財団　代表理事）

構成員

石川英樹（公益社団法人全日本鍼灸マッサージ師会　法制局長）

磯部　哲（慶應義塾大学法科大学院　教授）

加護　剛（奈良県橿原市健康部　副部長）

釜萢　敏（公益社団法人日本医師会　常任理事）

木川和広（アンダーソン・毛利・友常法律事務所　弁護士）

坂本　歩（学校法人呉竹学園　理事長・公益社団法人東洋療法学校協会　会長）

竹下義樹（社会福祉法人日本盲人会連合　会長）

前田和彦（九州保健福祉大学　教授）

三橋裕之（公益社団法人日本柔道整復師会　理事）

南　治成（公益社団法人日本鍼灸師会　副会長）

三宅泰介（健康保険組合連合会　医療部長）

山口育子（認定NPO法人ささえあい医療人権センターCOML　理事長）

第2回検討会では

7月18日に開催された第2回検討会では、最初に厚生労働省から「前回検討会の意見の整理」が提示されました。

意見の整理

施術所名称等の基準について

- 適切な「医療」又は「施術」を受ける機会を阻害されないようにするべき。
- 国民の安全性を確保することは重要。
- 広告可能事項の範囲についてどう考えるか。
- 柔道整復師である旨といった施術者であることを明記すべき。
- あはき及び柔整の施術範囲の明確化についてどう考えるか。
- 医療機関と紛らわしい名称問題について。

保健所等の指導権限の明確化等について

- 立入、検査等の権限の明確化が必要ではないか。
- 受領委任の取り扱いの中においても、保健所と厚生局が連携し指導を行えるよう検討すべき。
- 無資格者への対応方法について。
- 指導人員不足を解決する必要があるのではないか。

ガイドラインの作成について

- 国民を守るものであり、かつ、分かり易いガイドラインにするべき。
- 医療広告ガイドラインを参考にすべきではないか。
- 指導等の実効性を担保できるレベルのものにすべきではないか。
- ウェブサイトに対する検討を行うべき。
- 消極的弊害（適切な受療機会の喪失）が起こり得るような広告を規制の対象とする考え方でガイドラインを作成してはどうか。

その他

- あはき及び柔整の施術範囲の明確化についてどう考えるか。
- 各業界団体の自己規律を活用できないか検討してはどうか。
- ネットパトロールについて検討すべきではないか。

現在あはきについて広告可能な事項

1	施術者である旨並びに施術者の氏名及び住所
2	第1条に規定する業務の種類
3	施術所の名称、電話番号及び所在の場所を表示する事項
4	施術日又は施術時間
5	その他厚生労働大臣が指定する事項 ① もみりようじ ② やいと、えつ ③ 小児鍼（はり） ④ あん摩マツサージ指圧師、はり師、きゆう師等に関する法律第9条の2第1項又は第2項（再開の場合に限る。）の規定に基づき届け出ている施術所である旨 ⑤ 医療保険療養費支給申請ができる旨（申請については医師の同意が必要な旨を明示する場合に限る。） ⑥ 予約に基づく施術の実施 ⑦ 休日又は夜間における施術の実施 ⑧ 出張による施術の実施 ⑨ 駐車設備に関する事項

※1～3に掲げる事項について広告をする場合にも、その内容は、施術者の技能、施術方法又は経歴に関する事項にわたってはならない。

施術者団体からの要望

その後、施術団体からのヒアリングでは全日本鍼灸マッサージ師会、日本鍼灸師会、日本盲人会連合、日本柔道整復師会からの意見が述べられ、広告したい項目の追加として

- 料金（自費・療養費・カード支払の可否）
- 適応症と施術の内容
- 施術者の経歴・学歴・研修受講などによる専門鍼灸師の名称
- 療養費の適用疾患（6＋α）と、医師の同意書が必要である旨
- 生活保護指定施術所・労災指定施術所等である旨
- 最寄り駅からの所要時間
- 往療可能範囲
- 診療時間・往診・休診の文言
- 国家資格者であること

他にも、「ウェブサイトについては患者さんの不利益にならない情報[4]であれば良いのでは」「無資格者に対して『治療』『診』『療』『治』『院』などの文言を禁じてほしい」などの意見がありました。

有資格者が「整体院」を名乗るのは問題

また、その後のディスカッションでは「開業届は『鍼灸院』『接骨院』で行い、看板は『整体院』にするなどのダブルネームに対する規制も設けるべき」との指摘がありました。

現行法の範囲内で

第2回検討会の最後に、厚生労働省から「この検討会のゴールは現行法の中で広告ガイドラインを設定すること」とのまとめがありました。[5] 次回の検討会では、保険者からのヒアリングが行われる予定です。

<参考文献>

1）厚生労働省：あん摩マッサージ指圧師、はり師、きゅう師及び柔道整復師等の広告に関する検討会
https://www.mhlw.go.jp/stf/shingi/other-isei_547242.html

2）厚生労働省：医療広告ガイドラインに関する Q&A（あはき広告は対象外）
https://www.mhlw.go.jp/content/000344191.pdf

3）医療機関ネットパトロール
http://iryoukoukoku-patroll.com/

4）医療法の限定解除：患者が自ら求めて入手する情報については、適切な情報提供が円滑に行われる必要がある。「医療に関する適切な選択が阻害されるおそれが少ない場合」は、下記の①～④のいずれの要件も満たす場合と整理し、省令に規定する。ただし、③及び④については自由診療について情報を提供する場合に限る。
① ウェブサイトのように患者等が自ら求めて入手する情報であり、医療機関や医療機関に所属する医師等が自らの医療機関について、医療に関する適切な選択に資する情報を提供しようとするものである場合
② 当該情報について、問い合わせ先の記載等により内容について容易に照会が可能となっている場合
③ 自由診療に係る通常必要とされる治療等の内容、費用等に関する事項について情報を提供すること
④ 自由診療に係る治療等に係る主なリスク、副作用等に関する事項について情報を提供すること

5）この検討会に関しては、第 196 回国会衆議院で立憲民主党の山内康一議員から平成 30 年 6 月 13 日に質問主意書 383 番が出されました。質問の要点は次の 2 点です。
1. 医療法ではウェブサイトを「広告」の定義に含めて規制するための法改正を行った。あはき法及び柔整師法についても法改正なく解釈を変更することはできないと考えるが、どうか。
2. 現行のあはき法及び柔整師法で列挙されている広告可能事項は、医療法における広告可能事項と同等程度まで拡大すべきであると考えるが、どうか。
これに対して内閣からの答弁は、「現在検討中なので答えられない」との主旨でした。http://www.shugiin.go.jp/internet/itdb_shitsumon.nsf/html/shitsumon/a196383.ht

Q5 参考にする広告の種類は何ですか？
（複数回答可）

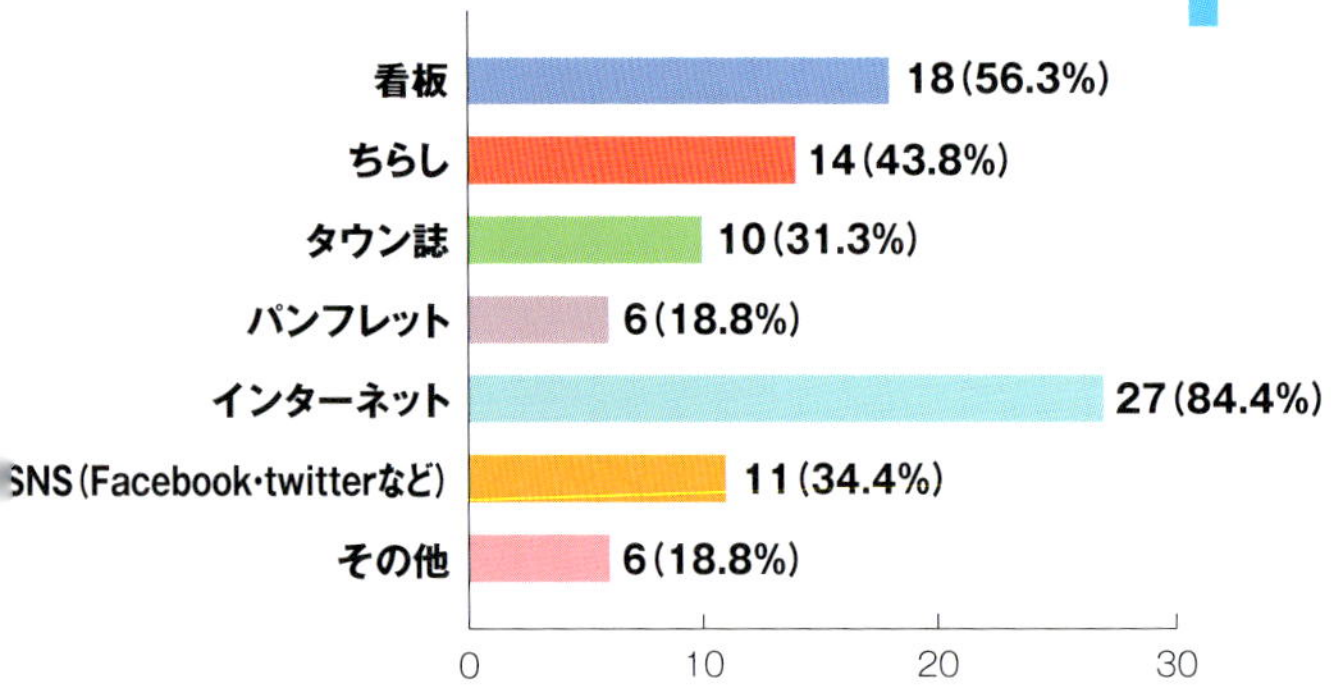

Q6 広告のどのような内容を参考にしますか？（複数回答可）

料金・保険（療養費）が使えるか・各種保険（生活保護・労働災害・通勤災害、自賠責、母子乳幼児医療費助成、心身障害者医療費助成など）が使えるか・施術者の経歴・経験年数・施術者の顔写真・施術者の年齢・性別・施術者の得意分野・国家資格の有無・施術者の所属学会や団体・学会認定や団体認定・症状や疾患に関する説明・施術内容に関する説明・院内外の写真・スタッフの人数や性別・開院時間・予約制の有無・駐車場の有無・出張施術の有無・ディスポーザブル（使い捨て）はりの使用・安全対策・その他（口コミ）

料金 26
開院時間 22
施術者の経歴・経験年数 19
予約制の有無 18
施術内容に関する説明 18
保険（療養費）が使えるか 15

Q7 広告で想像したイメージと実際に行ってみた感じは異なりましたか？
（回答28）

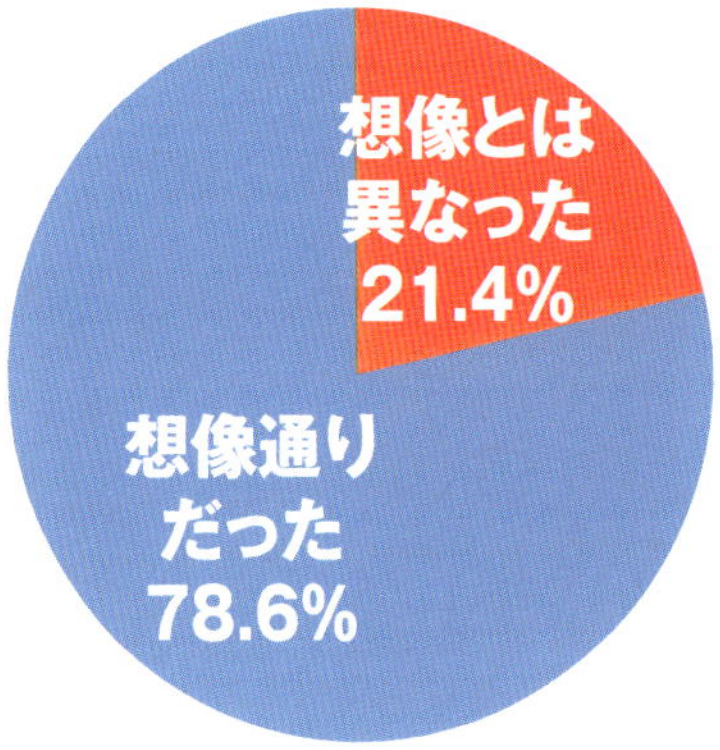

Q8 どのような点が異なりましたか？

○思っていたように治らない
○清潔さは実際に行ってみないとわからない

Q9 施術所に行ったことがない方におたずねします。これまで行かなかった理由を教えて下さい。
（複数回答可）

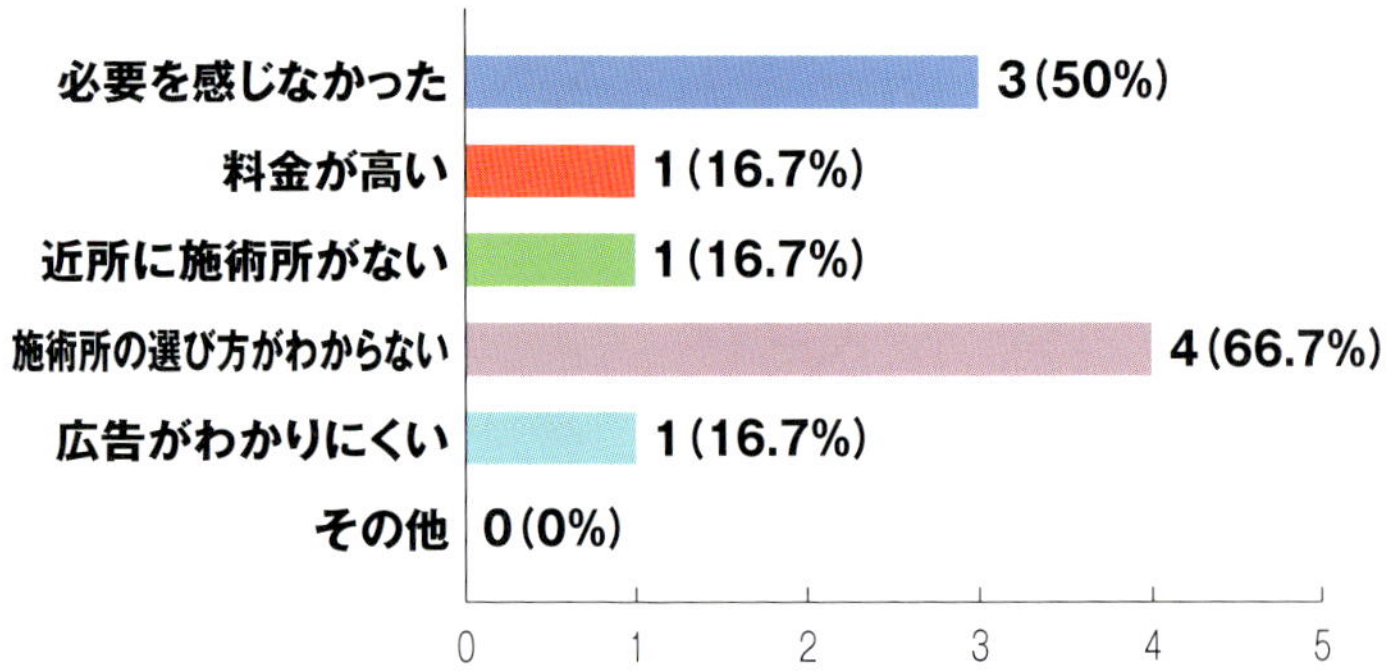

Q10 施術所の名称や広告についてご意見がありましたらご自由にご記入下さい。

○整体・カイロ・マッサージなどの区別がわからない。カラダをさわるので、どれも医療の業界に見える。国家資格をもっていなくても先生と呼ばれるなんて、すごい業界だと思ってしまう
○広告に書いていないことは読みとれない
○整体×骨盤と表示していて、整骨院と間違うよう誘導するものがあった。無資格業者は広告制限が無いことを利用して惑わせるものが多い
○国家資格の有無と関連して健康被害が問題になりニュースになっているので、厚労省も早く対応するべき
○国家資格がある場合の表記を1つに統一すると分かりやすいのではないか

季刊あとはときでは、6月にFacebookを通じて あはき・柔整の広告に関する緊急アンケートを実施しました。

患者さんアンケート

現在施術所に通院中、または通院を検討中の方々にお尋ねしました（回答数32）。

Q1

次の中から国家資格だと思うものすべてに☑をつけて下さい。

整体・柔道整復・リフレクソロジー・カイロプラクティック・あん摩マッサージ指圧・はり・きゅう・アーユルヴェーダ・足ツボ/足裏マッサージ・アロマセラピー/アロママッサージ・エステティック/エステマッサージ・クイックマッサージ・整膚・操体法・フェイスマッサージ

国家資格だと思う

柔道整復 28
はり 27
きゅう 25
あん摩マッサージ指圧 20
整体 4

行ったことがある

整体 15
足ツボ／足裏マッサージ 15
ヘッドスパ 14
エステティック／エステマッサージ 13
はり 12

Q2

施術所の名称はわかりやすいですか？

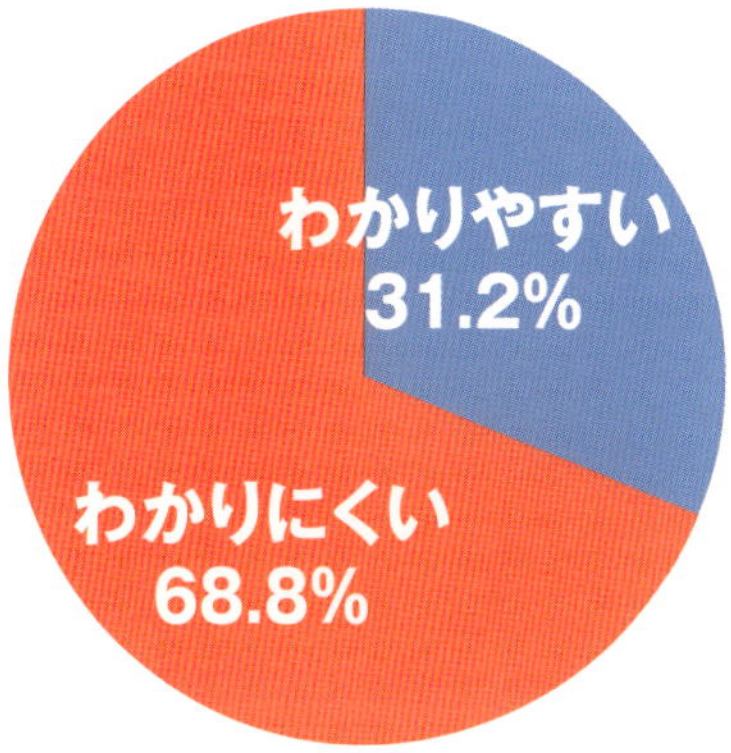

Q3

施術所の名称について、こうすればもっとわかりやすいという案があれば教えてください。

◎施術内容が含まれるとわかりやすい
◎国家資格の有無を記載する
◎国家資格のない場合は「民間」などと付けるようにする
◎どのような症状が改善するのか、具体例を提示する
◎日本語にする。難読漢字をやめる

Q4

施術所を選ぶ時、広告を参考にしますか？

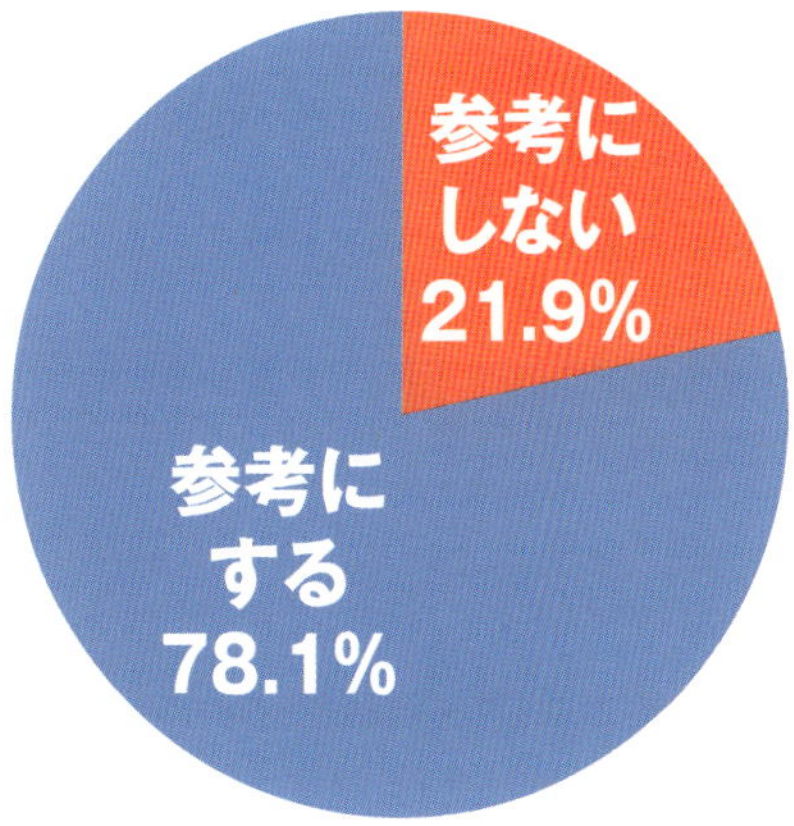

Q7

現在、施術所が広告できる項目とできない項目について✓をつけて下さい。

業務の種類・施術所の名前・施術所の電話番号・施術所の住所・法律に基づいて届け出をしたこと・予約制の有無・休日・夜間施術の有無・出張施術の有無・駐車場の有無・院内外の写真・「整体」など、あはき柔整以外の業務・あはき師/柔整師であること・施術者の名前・施術者の顔写真・施術者の年齢・性別・施術者の技能・施術者の経歴・流派・療養費利用の可否・各種保険（生活保護・労働災害・通勤災害、自賠責、母子乳幼児医療費助成、心身障害者医療費助成など）利用の可否・所属学会や団体・学会認定や団体認定・症状や疾病に関する説明・施術内容に関する説明・スタッフの人数や性別・ディスポーザブル針の使用・安全対策・料金・設備に関すること

広告できると思う項目
（60以上）

施術所の名前 73
施術所の住所 73
施術所の電話番号 72
あはき師/柔整師であること 67
施術者の名前 67
業務の種類 66
駐車場の有無 66
休日・夜間施術の有無 64
法律に基づいて届け出をしたこと 61
出張施術の有無 61

広告できるほうが良いと思う項目
（20以上）

施術内容に関する説明 26
スタッフの人数や性別 24
所属学会や団体 24
学会認定や団体認定 23
安全対策 23
設備に関すること 23
症状や疾病に関する説明 23
ディスポーザブル針の使用 22
施術者の技能 20
流派 20
料金 20

インターネットなら広告しても良いと思う項目
（25以上）

学会認定や団体認定 28
設備に関すること 28
所属学会や団体 27
施術内容に関する説明 27
スタッフの年齢や性別 27
症状や疾病に関する説明 26
施術者の経歴 25

広告できないと思う項目
（30以上）

「整体」など、あはき柔整以外の業務 38
流派 38
施術者の技能 36
施術者の経歴 34
症状や疾病に関する説明 33

Q8

あはき・柔整の施術所の名称や広告についてご意見があればご記入下さい。

○医療機関や無資格の整体院などと区別できる名称や広告ができると良い。たとえばⓜのマークなど、それを見れば国家資格を持った施術者とわかるような標準化。
○医師と同じく、学術論文の発表や勉強会に参加することで認定される○○認定鍼灸師のような制度があると良い。
○施術所利用者にどんな施術所なのか宣伝することができなければ、業界が無資格施術に負けて衰退することは目に見えている。有資格者であることに対する国家的な保証と保護が必要。現状は有資格者が損をする構造になっており、是正が必要
○患者さんの利便性からみても施術内容や料金を広告できるようにして欲しい
○WHOで認められている効果等は広告に使われても良いと思う
○医院・病院などと同程度の規制が適切かもしれないが、患者さんに分かりやすい内容にすることが必要
○有資格者が無資格の整体やリラクゼーションの看板を上げるのは良くない
○国民や行政への清く正しい普及啓発活動が必要
○整体「院」という名前はおかしい。多くの患者さんが「整体院」=「整骨院」「接骨院」と思い込んでいるのではないか
○柔整は接骨院、ほねつぎと決まっているが、あはきは名称が一定しないので決めた方が良い。

Q9

あはき・柔整等以外の、いわゆる民間療法については医師法、薬事法、不当景品類及び不当表示防止法等による規制以外、名称や広告に関する規制がないことをご存じでしたか？

（回答75）

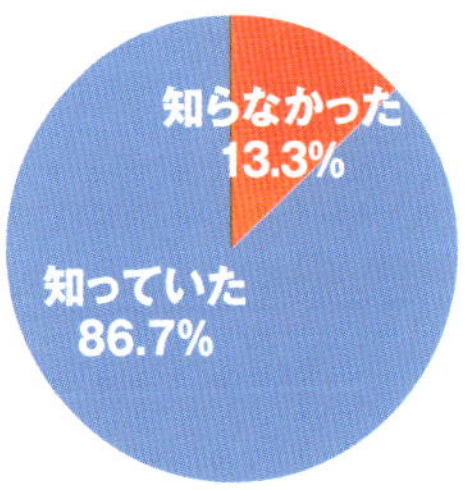

Q10

民間療法の名称や広告に関するご意見があればご記入下さい。

○広告内容の信憑性が分かるシステムが必要だと感じている
○民間療法で効果をうたっている看板やネット広告などが放置されているのは問題。無資格施術者を取り締まる法律を整備すべき
○広告を見る人にとって判断基準となる情報については、表記が可能となってほしい
○東洋、漢方、五行、陰陽などの東洋医学のワードを鍼灸師の資格を持たない人たちが使ったり施術やセミナーなどをしないで欲しい。東洋医学全体が民間療法だと思われることになる。
○有資格者と無資格者の規制がアンバランスなので、調整が必要。同等の規制でなければ自由な競争にはならない。
○医療でないこと、無資格であることを明確に記載することを義務付けるべきと思う
○あはき師の業務内容とイメージが被る表現、または特定の症状・疾患を施術対象とするような表現は規制すべき
○有資格者ができない広告を無資格者が自由に行っていることは、一般の方にはわかりにくい。民間療法で過誤があれば有資格者も疑われる現状には納得できない
○リスクファクターを入口や広告等に明記しないものは違法とするなど厳しい対応が必要
○有資格者でも、資格外の広告が非常に多いように感じる。無資格者の広告を批判できないのではないか？業務範囲外の施術は無資格と同じ。
○昭和35年の最高裁判決（破棄差戻）の厳格な解釈が必要。無資格者が行う手技療法を違法とする訴訟が必要ではないか。業界団体から有資格者に呼びかけて欲しいと思う

施術者アンケート

（回答数75）

Q1

現在保有している資格と現在の立場について、ひとつ選んで ✓ をつけて下さい。

開業鍼灸師 30
開業あはき師 13
勤務鍼灸師 10
開業鍼灸柔整師 7
開業あマ指師 3
臨床なし 3
経営のみ 2

開業あマ指柔整師 2
開業あはき柔整師 2
勤務あはき柔整師 1
開業柔整師 1
勤務あマ指師 1

Q2

開業または勤務している施術所のある都道府県を教えて下さい。（回答72）

大阪 22
愛知 8
東京 6
広島 5
京都 5　など

Q3

開業または勤務している施術所での療養費・自費の患者さんの割合を教えて下さい。（回答72）

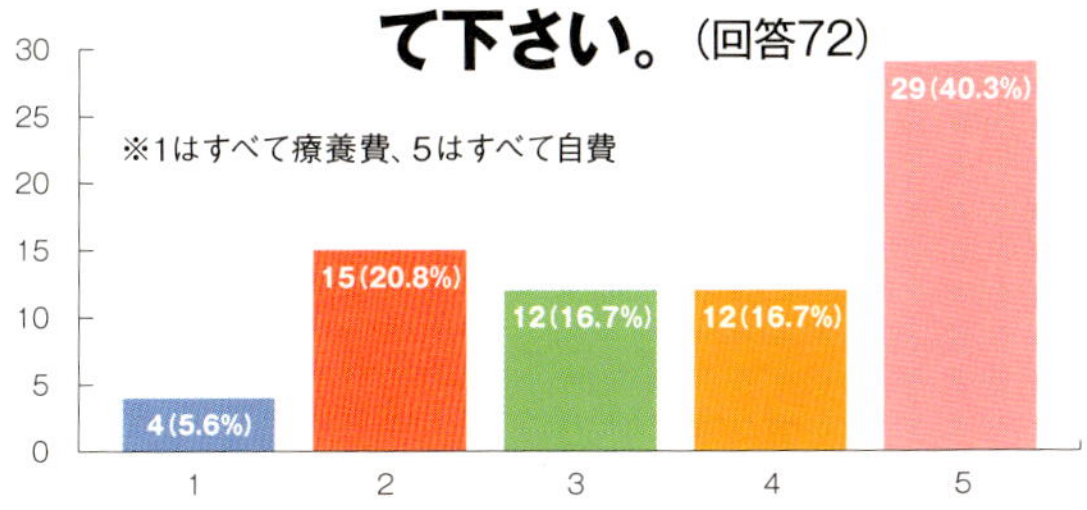

Q4

開業または勤務している施術所で現在行っている広告の方法すべてに ✓ をつけて下さい。（回答71）

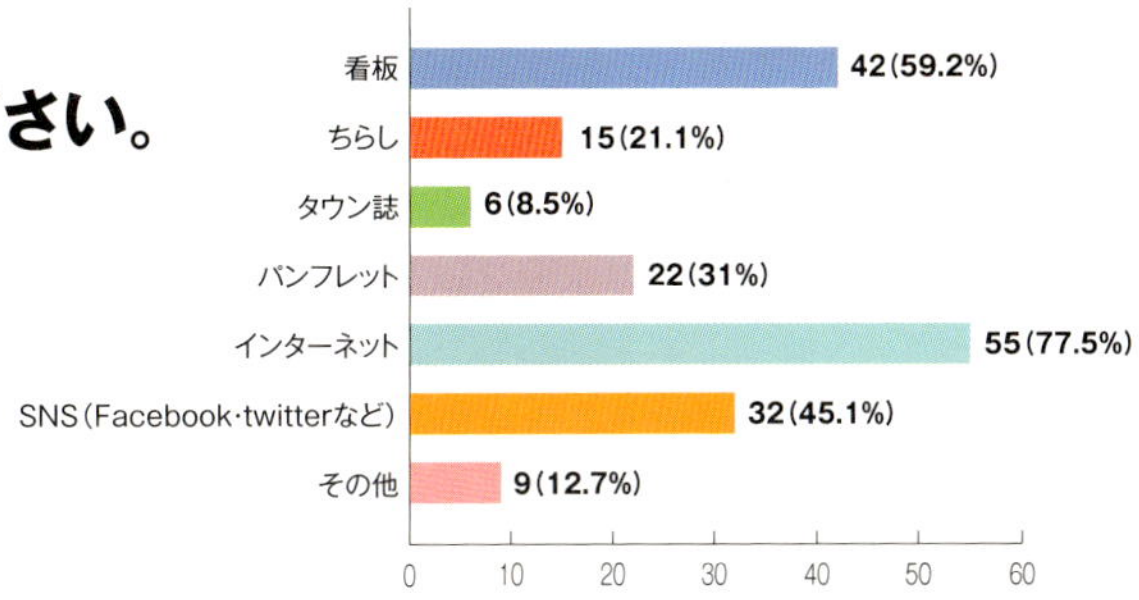

Q5

現在、厚生労働省医政局で「あん摩マッサージ指圧師、はり師、きゅう師及び柔道整復師等の広告に関する検討会」が開催されていることをご存じでしたか？

（回答75）

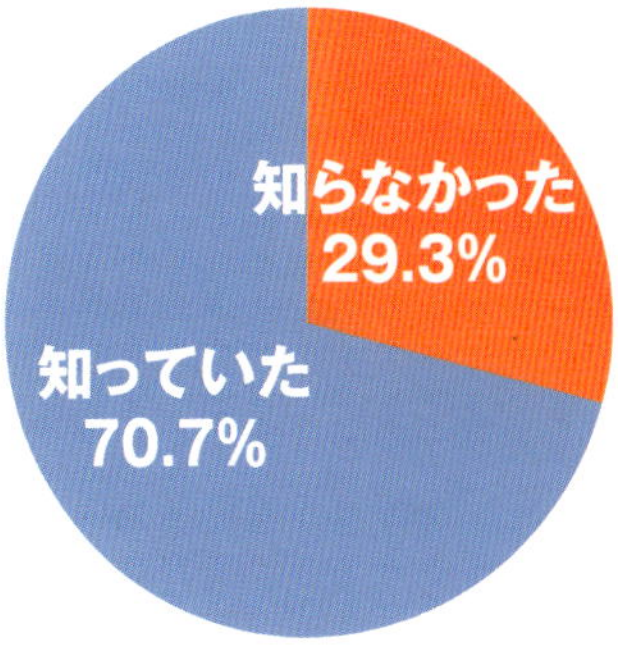

Q6

現在、施術所名に使える言葉と使えない言葉について ✓ をつけて下さい。

治療院・治療室・メディカル・施術所・堂・リラックス・漢方・スポーツトレーナー・女性専門・レディース・在宅マッサージ・訪問マッサージ・スポーツ・クイック・温鍼・中国鍼灸・美容鍼灸・接骨院・整骨院・あん摩マッサージ指圧・柔道整復・ほねつぎ・やいと・はり・えつ・姿勢改善・トータルケア・神様・手技療法・物理療法・整復・施療・研究所・小児はり・小児鍼・もみりょうじ・東洋・伝統・医学・あはき・臨床実習指導施設・センター

使えると思う言葉
（60以上）

あん摩・マッサージ・指圧 74
やいと・はり・えつ 73
ほねつぎ 70
施術所 67
柔道整復 67
接骨院 66
小児はり・小児鍼 65
もみりょうじ 61

使えないと思う言葉
（40以上）

神様 68
メディカル 61
漢方 54
医学 52
姿勢改善 46
クイック 46
トータルケア 43
研究所 41

使えるほうが良いと思う言葉
（20以上）

治療院・治療室 24
女性専門・レディース 23
美容鍼灸 22
手技療法 21
伝統 21
スポーツ 20

「診断」とは何か

―あはき柔整の広告について考える―

今年五月から、厚生労働省が設置する「あん摩マッサージ指圧師、はり師、きゅう師及び柔道整復師等の広告に関する検討会」（図1）が開かれています。これまでに二回の検討会が実施されました。この検討会は、今年六月に施行された改正医療法に関連し、国民に対するあん摩マッサージ指圧、はり、きゅうおよび柔道整復等（以下、あはき柔整等）の情報提供のあり方について見直すことを目的としています。

情報の価値と信頼性

「情報に価値がある」ということは、現代社会において、一般に理解されていることだと思います。そして、虚偽あるいは誇大な情報が、情報の信頼性を失わせる可能性があることも、誰もが理解していることでしょう。情報の価値と信頼性の保護は、医療やあはき柔整等に関する広告という場面においても、少しも変わることはありません。

虚偽広告や誇大広告の規制

我が国では、虚偽あるいは誇大な情報の拡散を抑止するため、不当景品類及び不当表示防止法（昭和37年法律第１３４号）や消費者保護法（平成12年5月12日法律第61号）等、法令による規制が行われています。医療やあはき柔整等に関する広告については、これらに加えて医療法[1]や各種の免許制度に関する法令、通知などによって広告事項に制限が課せられています。

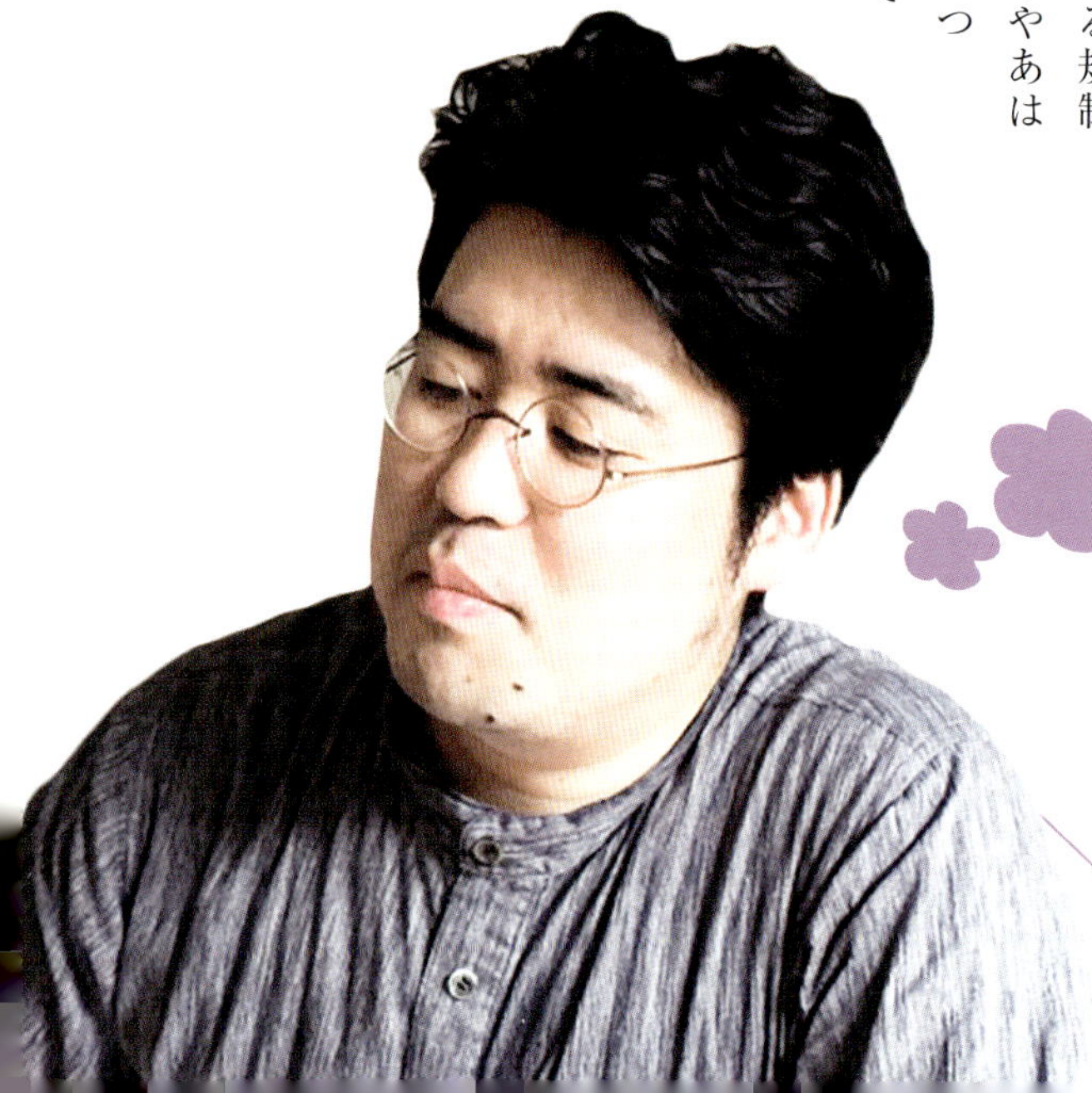

「診断」って
権利じゃないんです

坂部 昌明
公益財団法人
未来工学研究所客員研究員

医療の広告が制限される理由

物の売買などの広告に比べて、医療に関する広告に対して厳しい制約が課されているのはなぜでしょうか。その理由のひとつとして、灸施術の広告に関する最高裁判所の判例を提示します。この判決は、「本法があん摩、はり、きゆう等の業務又は施術所に関し前記のような制限を設け、いわゆる適応症の広告をも許さないゆえんのものは、もしこれを無制限に許容するときは、患者を吸引しようとするためややもすれば虚偽誇大に流れ、一般大衆を惑わす虞《おそれ》があり、その結果適時適切な医療を受ける機会を失わせるような結果を招来することをおそれたためであって、このような弊害を未然に防止するため一定事項以外の広告を禁止することは、国民の保健衛生上の見地から、公共の福祉を維持するためやむをえない措置として是認されなければならない。（原文ママ）」と判示しました。[2] 要するに、国民が適宜適切な医療を受ける機会を失わないよう、医療に関する広告を厳しく制限することもやむを得ないと述べているのです。

第１回あん摩マッサージ指圧師、はり師、きゅう師及び柔道整復師等の広告に関する検討会	資料４
平成３０年５月１０日	

あん摩マッサージ指圧師、はり師、きゅう師
及び柔道整復師等の広告に関する検討会
スケジュールについて（案）

第１回　平成３０年５月１０日
○検討会の開催について
○広告に関する現状と課題について

第２回・第３回　ガイドラインの作成について
（１～２か月に一度開催し、論点について議論）

第４回・第５回　広告可能事項の見直しについて
（１～２か月に一度開催し、論点について議論）

第６回　平成３０年末目処
○　広告可能事項の見直し案、ガイドライン案とりまとめ

平成３１年度施行
平成３２年度より取締強化（周知期間：１年程度）

図1　広告検討会のスケジュール

ガイドラインができたら

今回設置されている検討会では、さらにガイドライン、すなわち広告方法の枠組の策定がなされることになるでしょう。そうなれば、必然的に、あんま柔整等の広告の中身について具体的に明確化されることになります。筆者は、今が、あはき柔整等に従事する者にとってのターニングポイントであると考えています。

広告ガイドラインで用いる文言はしっかりと定義されているのか

先に述べた通り、医療やあはき柔整等に関する広告については、すでに厳しい制約が課されています。ガイドラインができ上がれば、「この文言は使えます」、「この表現は使えません」といった具体的な事項は原則、ガイドラインに沿って判断されることに

なります。従って、仮にはり灸については「治療」という文言を使用できないというガイドラインができた場合、「治療」という文言を使った広告はできなくなります。今回の検討会において、ひとつひとつの文言が、しっかりと定義付けられ（さらに言えば、その定義を十分意識して）議論に附されているかどうか、あはき柔整等を職業としている者は注視しておく必要があります。

「診察」「診断」という言葉について

さて、今回の検討会で気になるキーワードがあります。それは診察や診断といった言葉です。みなさんはこのキーワードをどう理解されていますか。実は、診察や診断がどう異なるのか、あるいはどういった意味があるのか、そして治療行為や施術行為とどのような関係性を持つのかという点について、実際のところははっきりわからないという方が多いのではないでしょうか。

診断とは、「疾病の実態を認識し、その上に立って治療手段を判断し、その過程で病気の予後判断を行う行為」とされます。[3] 診察とは、診断から治療手段の判断および予後判断を除いたものと考えればよいでしょう。「治療」と「施術」の関係については、「施術」を医業の一種と解する見解[4]があります。この見解に従えば、法的には両者について、行為としての特段の区別はないものと考えられます。そうなると、診断に関して先に挙げた考え方は、「疾病の実態を認識し、その上に立って施術方法を判断し、その過程で病気の予後判断を行う行為」と読み替えることができます。そして、診断は治療行為のために常時行われていると考えられます。[5]

「診断権」をめぐる3つのポイント

診断について、「診断権」という言葉が散見されます。先に述べた診断の考え方からすれば、診断権の「権」の部分が、よく分かりません。そこで、筆者がこれまで耳にしてきた診断権の指す意味について整理したところ、次の3つに分類できました。1つめは、「書面等で病名を表現する行為を行う権利」としての診断権です。2つめは、社会に対して「確定した病名を明示する権利」としての診断権です。3つめは、「診断をする権利がある」という主張のもとの診断権です。

1つめの「書面等で病名を表現する行為を行う権利」については、診断書の交付義務（医師法第19条2項）を誤解しているものと推察されます。

2つめの「確定した病名を明示する権利」については、法令上存在しません。診断書の交付義務および死体検案書の作成義務等を考えれば、医師や歯科医師が病名を確定できるものと考えられるものの、診断に付随する行為に過ぎず、これを明確に権利と考えることは困難です。

3つめの「診断をする権利」については、法令上の根拠がありませんし、そもそも先に挙げた診断の考え方を取れば、その存在が疑わしいところです。

「診断をする権利」が主張されるとき

「診断をする権利」という場合、特に対比する相手（あはき柔整等の場合は医師や歯科医師か）がいることが多く、しかも対比相手との間に社会的位置付けの違いがあり、信念の対立を生じていることが多い様に思います。例えば、医師や歯科医師が「診断する権利」について述べているとき、あはき柔整等に従事する者の行為が医療でないという主張が伴っているようです。

一方、あはき柔整等に従事する者が「診断する権利」を述べる場合、療養費にかかる同意書撤廃などの目的のため、自分たちには「診断権」がある旨主張していると考えられます。

両者は、いずれも根拠を欠いています。医師や歯科医師の主張に対しては、大審院が、はり師について「鍼術営業者は、鍼砭《しんぺん》を施すことを禁忌とすべきか否かを検査する限度においてのみ患者を診察することができる」と判示[6]していることは無視できないでしょう（他にも大審院判決など[7]があります）。

一方、あはき柔整等に従事する者の主張については、療養費の最終的な判断が保険者にあり[8]、同意書は保険者が必要としている書類としているため、単に診断権を主張するだけでは課題の解決にはならないと考えられます。

「診断権」を裏付ける法的概念はない

診断権についての3つの考え方が見出されましたが、いずれにしても、法令上確固とした「診断権」という概念が今の日本には存在しないと考えた方がよさそうです。

「診断」や「診察」という文言以外にも、検討会で議論される用語の定義については、注視すべきものがたくさんあります。あはき柔整等の広告に関するガイドラインは、あはき柔整等に従事するすべてのみなさんにとって極めて重要なものです。今後も、検討会の議論に注目したいと思います。

＜参考文献＞

1）医療法等の一部を改正する法律（平成29年法律第57号）において、医療に関する広告規制の見直しが図られました。その後、「医業若しくは歯科医業又は病院若しくは診療所に関する広告等に関する指針（医療広告ガイドライン）等について」（医政発0508第1号平成30年5月8日）等が出されています。

2）最判 昭和36年2月15日刑集、第15巻2号347頁。

3）植木 哲：医師の注意義務．法律時報．1973. Vol. 45, no. 7, p. 207

4）前田和彦：関係法規（第7版）．医歯薬出版．2009. p. 8

5）大谷 實：医療行為と法新装補正版．弘文堂．1995. p. 151

6）大判 昭和7年2月24日、刑集11巻112頁。

7）大判 昭和12年5月5日、刑集16巻638頁。他にも、熊本地判昭和37年2月22日、下級民集13巻2号261頁など。

8）例えば、健康保険法第87条第1項。

9）坂部昌明：はり師、きゅう師の業についての一考察 —開業権・診断権という語を手掛りに—．社会鍼灸学研究．2017. Vol. 12, p. 63

受領委任払い 開始

２０１９年1月から「あはき療養費の受領委任払い」が始まります。[1,2,3] これまでは、患者さんが施術所・施術者に施術料を全額支払い、保険者に療養費を請求する「償還払い」（図1）でした。※「受領委任払い」になると、患者さんは保険の自己負担分（1～3割）を払うだけで、療養費は施術所が保険者に請求・受領します（図2）。

※これまでも多くの保険者が施術所による代理受領を認めていました（療養費ベースで95％）。患者さんから見た利便性は新制度導入の前後でほとんど変わりません。

図 1

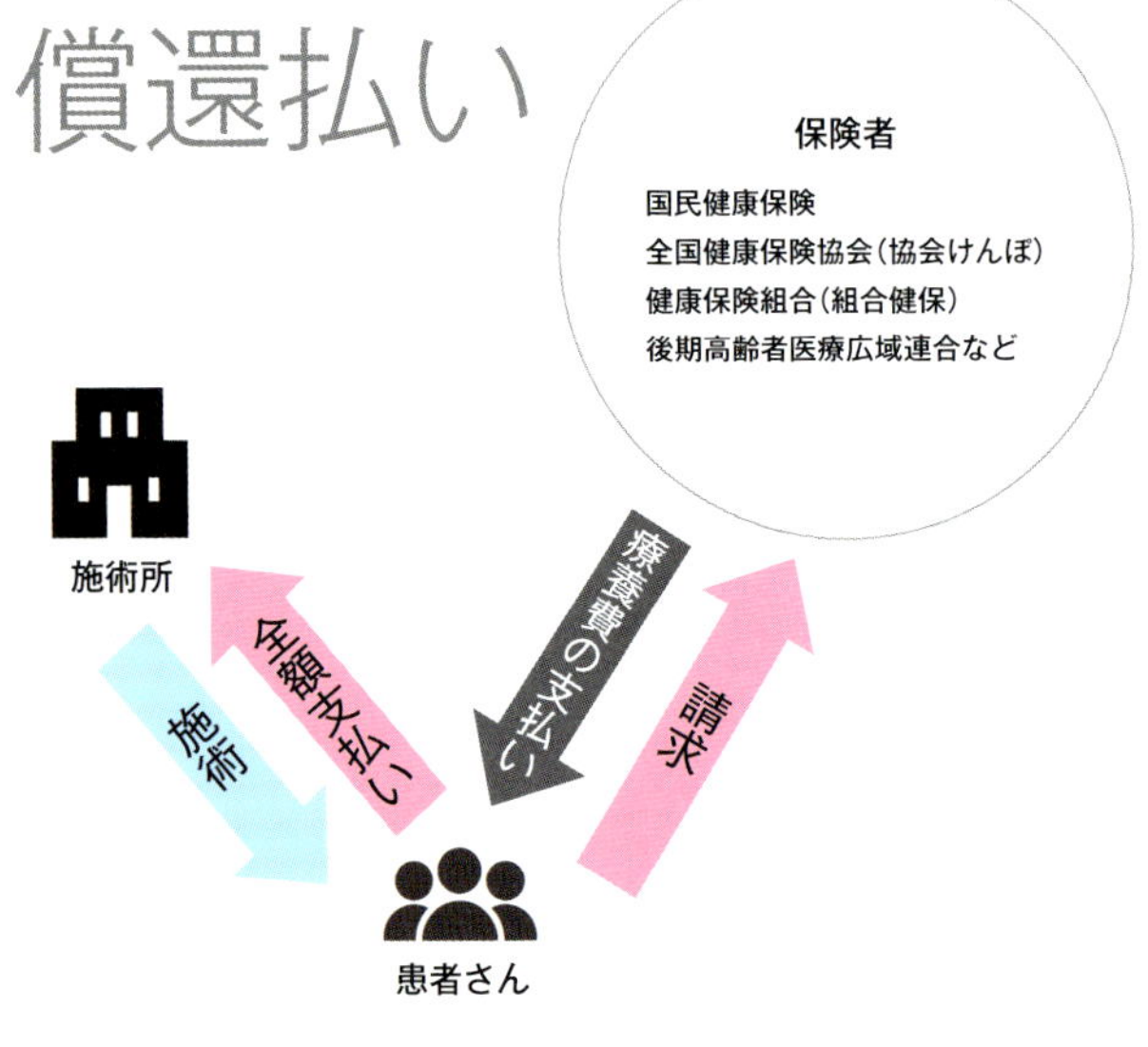

図 2

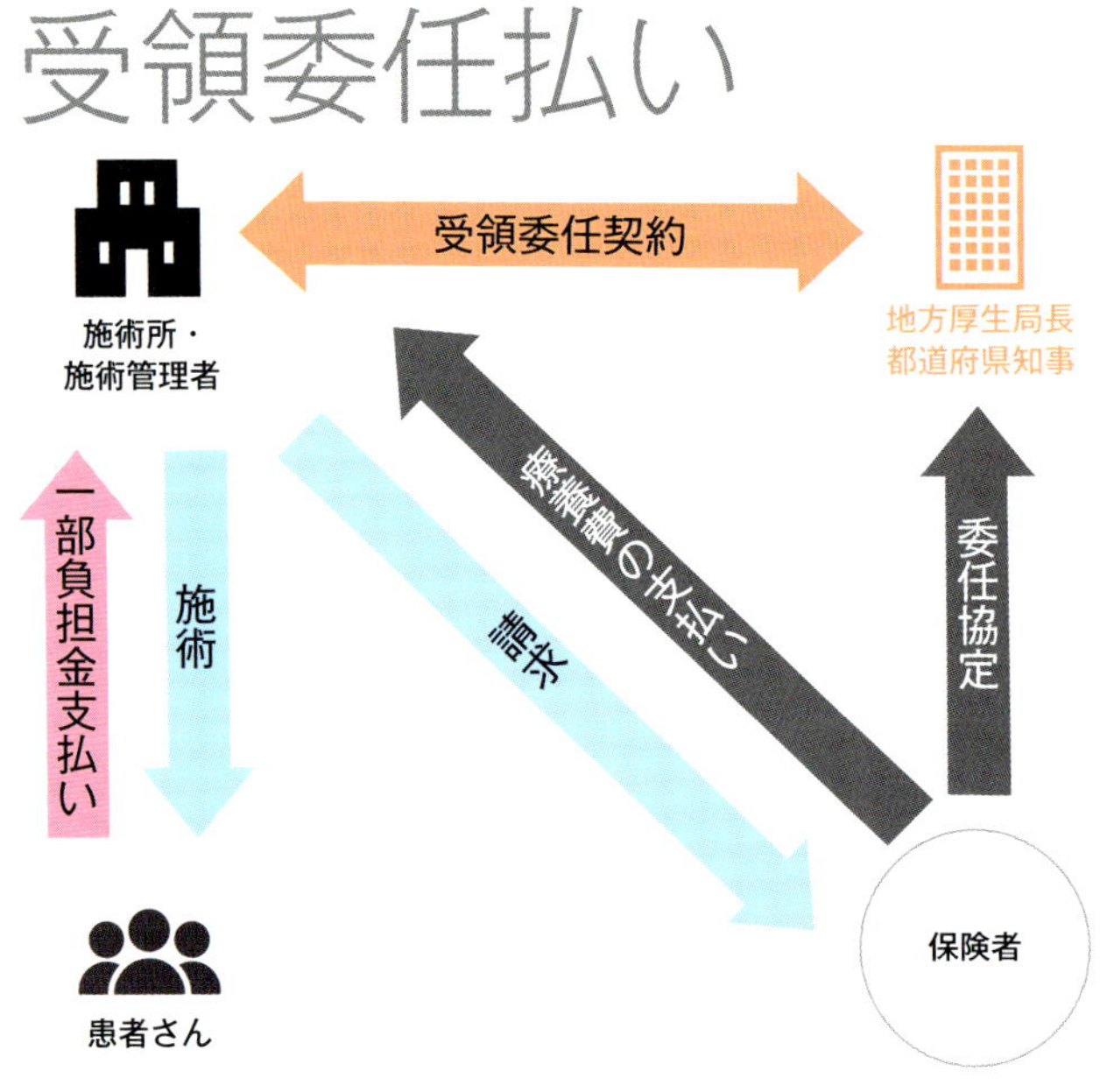

そもそも療養費とは

健康保険などに加入している人が病院に行った場合、窓口では加入している保険の種類によって1割・3割などの自己負担分を支払い、残りは保険でカバーされます。これを「療養の給付」と言います。

あはき療養費の

一方、あはき・柔整を受けた場合は「療養費」が支給されます。※

※あん摩マッサージ指圧の場合は筋麻痺・関節拘縮等の症状が認められる場合、はり・きゅうでは神経痛・リウマチ・五十肩・頸腕症候群・腰痛症・頸椎捻挫後遺症等の患者さんで、いずれも医師の同意書がある場合

国家予算に占める医療費・年間約41兆円のうち、療養費はあん摩マッサージ指圧で７００億円・はり・きゅうで３９４億円・柔道整復で３７８９億円です。[4] 療養費の不正受給を抑制するため、地方厚生局が管理・指導を行う受領委任払い制度を導入することになりました。[5]

施術者と地方厚生局長・都道府県知事との受領委任契約が必要

受領委任払いを始めるためには、施術所・施術者と地方厚生局長・都道府県知事の間で受領委任の契約を結ぶことが必要です。受領委任払いの契約をした施術所・施術者は、地方厚生局（支局）のウェブサイトに掲示されます。

また、各保険者が地方厚生局長・都道府県知事と委任協定を結ぶことも必要です（各保険者の裁量によるため、参加しない保険者もあり得ます）。保険者は、委任協定を結ぶ場合も取り消す場合も、状況変更の１カ月まえに（２０１９年１月１日から制度に参加する場合は２０１８年11月30日まで）厚生労働省のウェブサイトに掲示される予定です。

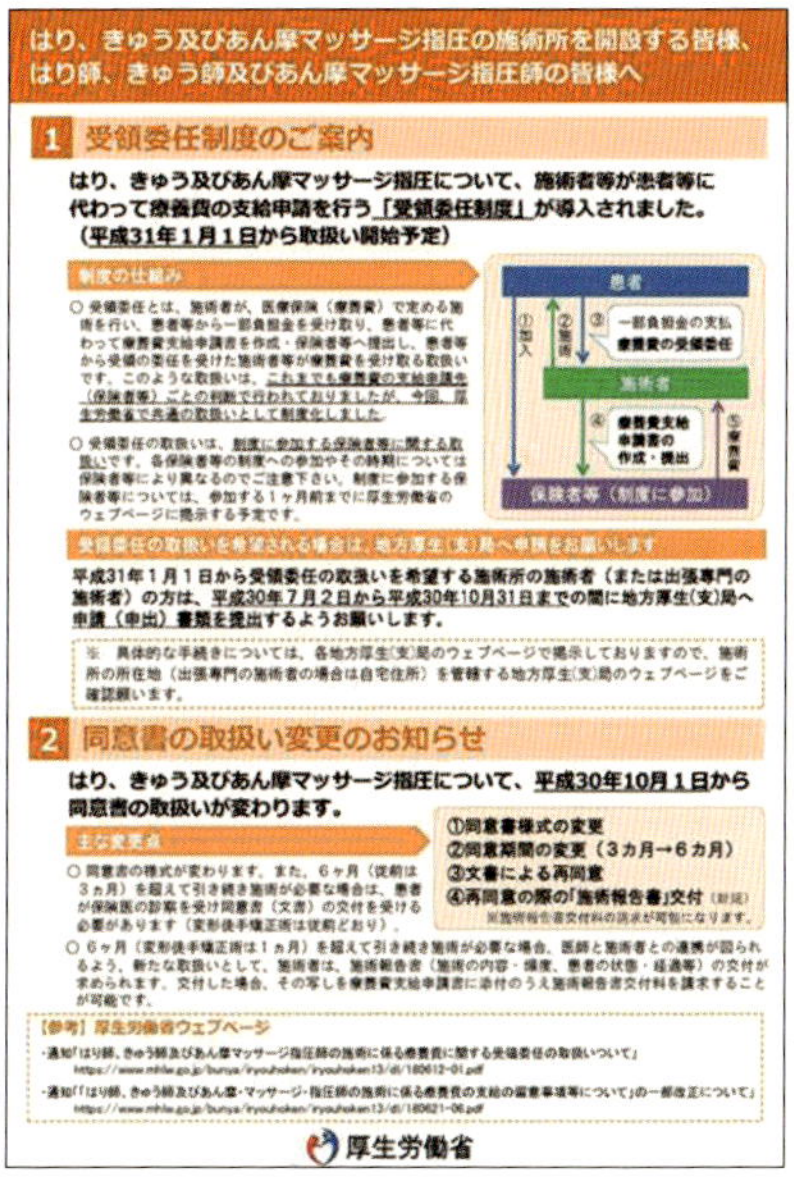

受領委任契約の手続き

手続きにあたって、「個人で開業し、施術者と開設者が同じで、施術所が一カ所」の場合、施術所の所在地（往療専門の場合は自宅住所）を管轄する地方厚生局（支局）の都道府県事務所[1)]へ提出する書類は

○療養費の受領委任の取り扱いにかかる申出（施術所の申出）
施術所開設届の写し、免許証の写し、確約書※を添付。開設届や免許証の情報が古い場合は、事前に更新が必要です。また、往療専門の場合は往療の起点を明らかにするための住民票も必要です。

※確約書（施術所の開設者が取扱い規定を遵守する）

さらに、開設者と施術管理者が異なる、施術の種類により管理者が異なる、複数の施術者がいる、複数の施術所があるなどの場合には

○施術管理者専任等証明（開設者が施術所の施術管理者を選任する）
○受領委任の取り扱いにかかる届出（同意書＝施術管理者以外の施術者の署名と押印。すべての施術者の免許証の写しを添付）
○勤務形態確認票（施術管理者が複数の施術所で施術する場合、時間帯が重複しないことの確認）

などが必要となります。詳細は地方厚生局（支局）のサイトに掲載されています。

厚生局（支局）長と都道府県知事からの承諾を受けて契約完了となります。

施術所内には施術管理者・勤務施術者の氏名と資格を掲示します。

● **北海道厚生局**
https://kouseikyoku.mhlw.go.jp/hokkaido/shinsei/shido_kansa/judo/ahaki/index_00001.html

● **東北厚生局**
https://kouseikyoku.mhlw.go.jp/tohoku/shinsei/shido_kansa/judo/ahaki.html

● **関東信越厚生局**
https://kouseikyoku.mhlw.go.jp/kantoshinetsu/shinsei/shido_kansa/judo/ahaki.html

● **東海北陸厚生局**
https://kouseikyoku.mhlw.go.jp/tokaihokuriku/shinsei/newpage_00015.html

● **近畿厚生局**
https://kouseikyoku.mhlw.go.jp/kinki/shinsei/shido_kansa/judo/ahaki.html

● **中国四国厚生局**
https://kouseikyoku.mhlw.go.jp/chugokushikoku/shinsei/shido_kansa/judo/index_00003.html

● **四国厚生支局**
https://kouseikyoku.mhlw.go.jp/shikoku/iryo_shido/ahaki.html

● **九州厚生局**
https://kouseikyoku.mhlw.go.jp/kyushu/shinsei/shido_kansa/zyuryouinin_hari_kyuu_anma_shiatsu.html

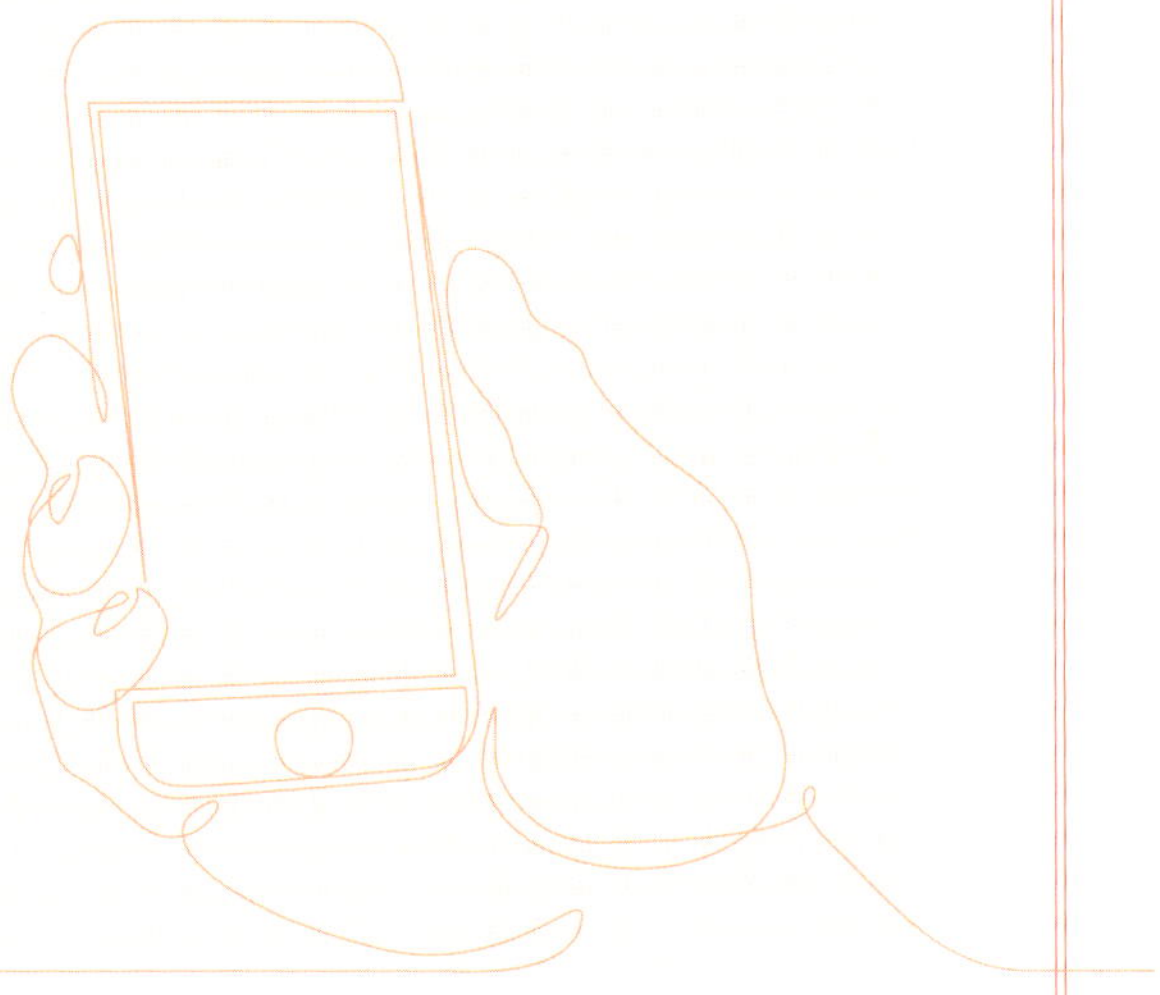

今年10月末までの手続きが必要

新制度となる2019年1月から療養費を取扱う場合は2018年10月末までに登録申請が必要です。手続きの受付は10月末で一旦締め切り、2019年1月に再開されますが、登録完了まで療養費の支給を申請できない期間が発生します。手続きをしない場合、これまで通りの償還払いとなります。

10月から同意書が変わる

制度変更にさきがけ、2018年10月1日から同意書の取扱いが変わります[3]。

○同意書の様式が変わります。

○6カ月ごと※に保険医の診察と書面による同意書が必要となります（口頭同意は不可）。

○施術者は、施術報告書（施術の内容・頻度、患者の状態・経過等）の交付が求められます（当面は努力義務）。交付した場合、施術報告書の写しを療養費支給申請書に添付のうえ、施術報告書交付料を請求することができます。

※変形徒手矯正術は1カ月

療養費請求にあたって必要となる書類

○患者さんに交付する書類

領収証

療養費支給申請書の写しまたは一部負担金明細書（月単位）

○施術所で保管するもの

施術録の記載・保存（5年間）

すべての同意書の保存（5年間）

○保険者へ提出する書類

療養費支給申請書（月単位・患者さんの記名押印または署名が必要）

往療内訳表

同意書の原本

施術報告書を交付した場合はその写し

療養費支給申請総括票

施術管理者の要件追加を検討中

今後は施術管理者に研修受講や実務経験の要件を課すことが検討されており、2020年4月までの実施を目指して検討・準備が行われています。また、施術管理者登録を更新制にして更新の際に研修を課すことについても2021年中に結論を出すこととなっています。

<参考文献>

1) 厚生労働省　はり、きゅう及びあん摩マッサージ指圧の施術所を開設する皆様、はり師、きゅう師及びあん摩マッサージ指圧師の皆様へ（重要なお知らせ）https://www.mhlw.go.jp/bunya/iryouhoken/jyuudou/oshirase.html

2) 厚生労働省通知「はり師、きゅう師及びあん摩マッサージ指圧師の施術に係る療養費に関する受領委任の取扱いについて」https://www.mhlw.go.jp/bunya/iryouhoken/iryouhoken13/dl/180612-01.pdf

3) 厚生労働省通知「はり師、きゅう師及びあん摩・マッサージ・指圧師の施術に係る療養費の支給の留意事項等について」の一部改正について https://www.mhlw.go.jp/bunya/iryouhoken/iryouhoken13/dl/180621-06.pdf

4) 厚生労働省「あはき療養費の推移について」より平成27年度分 https://www.mhlw.go.jp/file/05-Shingikai-12601000-Seisakutoukatsukan-Sanjikanshitsu_Shakaihoshoutantou/0000192626.pdf

5) 厚生労働省「償還払い・代理受領・受領委任の比較」https://www.mhlw.go.jp/file/05-Shingikai-12601000-Seisakutoukatsukan-Sanjikanshitsu_Shakaihoshoutantou/0000148871.pdf

Q2 痛くありませんか？

A2 はりはとても細くなめらかで、痛みの発生率は0.5～0.7%です。

一般的なはり治療に用いられるはりの太さは直径0.12～0.25㎜で、髪の毛の太さ（0.05～0.15㎜）と同じくらいです。それに対して、静脈内や筋肉内注射で用いられる注射針の太さは外径0.6～0.8㎜です。また、注射針は液体を血管に注入するために先端が尖っていますが、はり治療におけるはりの先端は滑らかで刺激が少ない形をしています。治療はほとんど無痛のことが多く、痛みがあっても比較的軽くて一過性の痛みです。調査[1]では、刺鍼時の痛みの発生率は0.56%、刺鍼部の残存痛の発生率は0.67%で、そのうち約8割は弱い痛みでした。

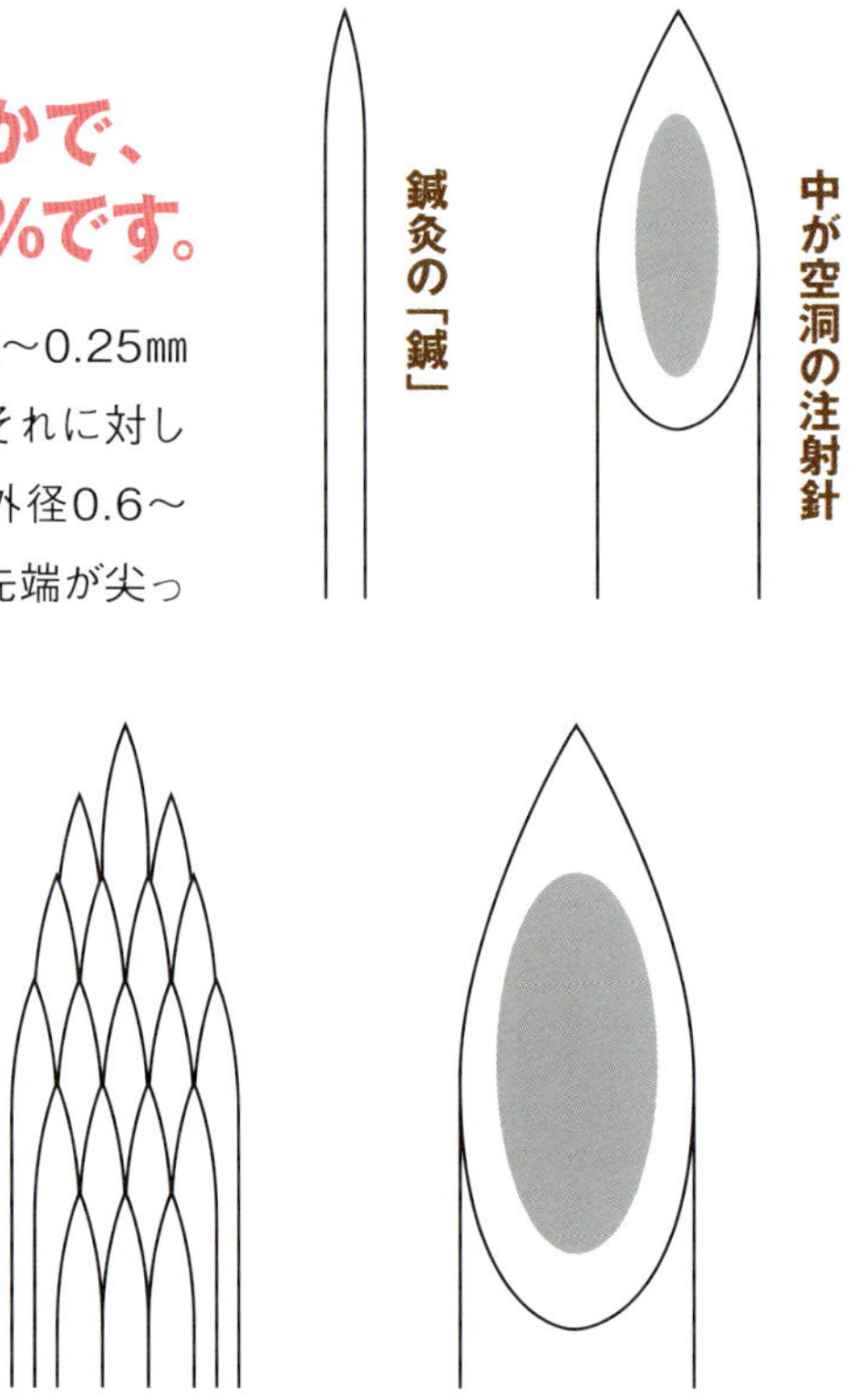

注射針（22ゲージ）の横断面の面積は一般的な鍼灸の鍼（1番鍼）の約19倍です

Q4 感染することはありませんか？

A4 使い捨てのはりを使い、消毒・滅菌を徹底しています。

現在、ほとんどの鍼灸師は使い捨てのはり（ディスポーザブル鍼）を使用しています。また、関連器具も、一回使用するたびに高圧蒸気滅菌器などで滅菌を行っています。鍼灸師になる前の教育においても、鍼灸医療安全ガイドライン[2]においても、施術者の手洗い・手指の消毒、はりをする部位の消毒、はりや関連器具の滅菌、使い捨てのはりの使用など、患者さんおよび施術者がお互いに感染しないよう、感染予防策を徹底しています。調査[1]においても感染症の発生例はなく、標準的な治療[2]において、はり治療が感染経路となる可能性はほとんどありません。

<参考文献>

1）Nobutatsu Furuse, et all. A multicenter prospective survey of adverse events associated with acupuncture and moxibustion in Japan. Medical Acupuncture. 2017. 29（3）: 155-162.

2）尾崎昭弘・坂本歩，鍼灸安全性委員会（編）．鍼灸医療安全ガイドライン．東京．医歯薬出版．2007.

（公社）全日本鍼灸学会学術研究部安全性委員会では、鍼灸の安全性向上を目的に、国内外の鍼灸臨床に関わる有害事象の調査、安全性に関する研究、安全性に関わるISOへの対応、ホームページ（http://safety.jsam.jp/）の管理運営、ワークショップ等の啓発活動、ガイドラインの作成など、多岐にわたる活動を行っています。

はりきゅうの安全性―はり

（公社）全日本鍼灸学会学術研究部安全性委員会 Presents

Q1 はり治療は安全ですか？

A1 トラブルがまったくない訳ではありませんが、発生率は低く、ほとんどが軽症です。

（公社）全日本鍼灸学会安全性委員会が行った調査[1]では、総治療回数14,039回のうち、トラブル[※]の発生は847件（6.03%）でした。内訳は、発生回数が多い順に、皮下出血・血腫370件（2.64%）、不快感109件（0.78%）、はりを刺した部分に残る痛み94件（0.67%）、はりを刺した時の痛み78件（0.56%）、出血74件（0.53%）などです。

報告されたトラブルのほとんどは軽症で、すぐに回復するものであり、気胸や感染症などの重大なトラブルは報告されませんでした。

鍼灸医療安全ガイドライン[2]にそって行う標準的なはり治療では、重大なトラブルが発生する可能性は非常に低いことが明らかになっています。

報告された有害事象 847（6.03%）件

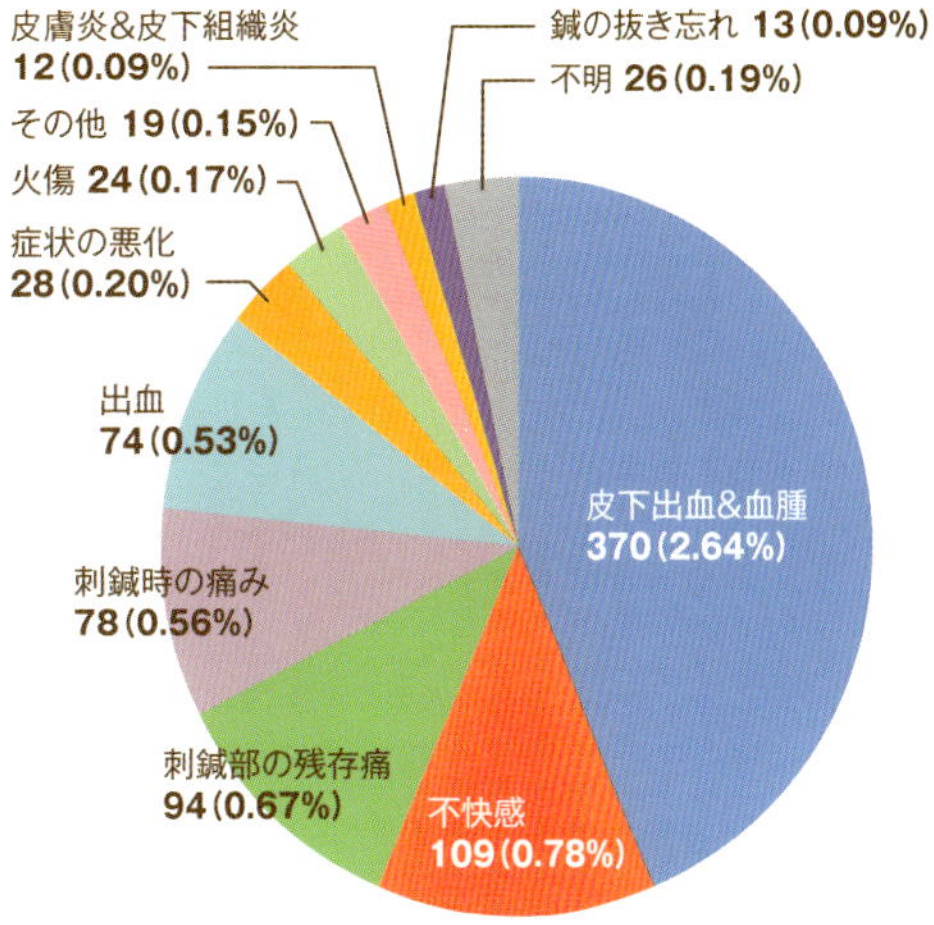

総治療回数 14,039回　総施術者数232人　総患者数2,180人　臨床経験 9±10年　平均年齢54±19歳

※）有害事象：因果関係が明確であるかどうかにかかわらず、治療中または治療後に生じた好ましくない医療上のでき事

Q3 出血しませんか？

A3 まれに出血することもありますが、ごくわずかで、すぐに止まります。

はりを体に進入させるという治療の性質上、出血を完全に防ぐということは困難です。しかし、出血が発生する可能性は低く、発生しても軽いものがほとんどです。内出血についても通常1～2週間で自然消失します。調査[1]では、皮下出血・血腫の発生率は2.64%、そのうち約8割は大きさが1㎝未満です。また、出血の発生率は0.53%で、そのうち約7割は圧迫して20秒以内に止血しています。

P.44・45はコピー配布・掲示などに使用していただけます。

患者さんに説明する はりきゅうの安全性 ―― 1 はり

古瀬 暢達
（公社）全日本鍼灸学会学術研究部安全性委員会
大阪府立大阪南視覚支援学校
森ノ宮医療大学鍼灸情報センター

（1）有害事象の定義と分類

（公社）全日本鍼灸学会学術研究部安全性委員会では、医薬品の臨床試験における定義[1,2]に準じて鍼灸臨床における有害事象の定義を「因果関係が明確であるかどうかにかかわらず、治療中または治療後に生じた好ましくない医療上のでき事」としている。鍼に関連する有害事象は、感染症、臓器損傷、神経損傷、皮膚疾患、折鍼・伏鍼・異物、その他、に分類される。伏鍼とは体内に残留した鍼、異物とは臓器に迷入した伏鍼を核として生じた体内異物のことである。

（2）安全性に関する近年のデータ

「国内の鍼灸臨床において年間どれだけの有害事象が発生しているのか」について、その総数は現在不明である。「関連業界団体が複数あること」や「臨床に携わっている鍼灸師が必ずしも業界団体や学会に所属していない」こともあり、有害事象発生総数を集約するシステムの構築が難しいのが現状である。そのため、安全性委員会では、文献調査、アンケート調査、前向き調査等を行い、多角的に安全性に関するデータの収集・分析を行っている。

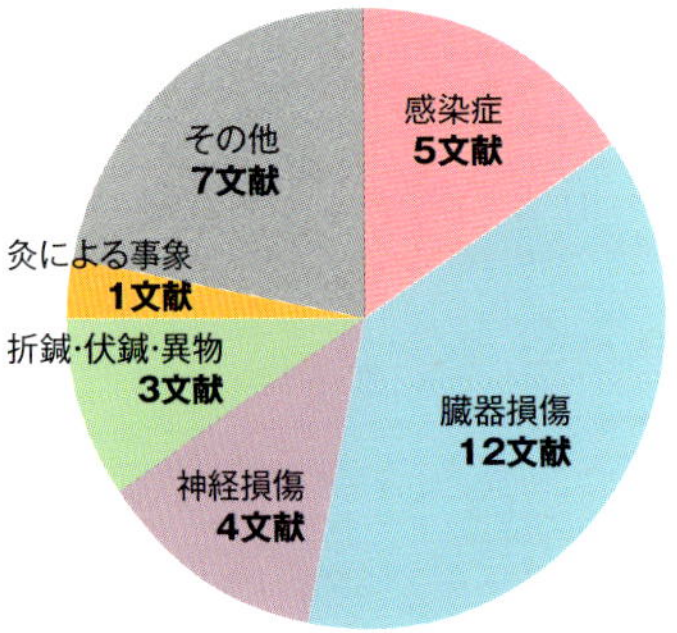

図1　有害事象症例報告
（国内2012～2015年）

①文献調査（図1）

鍼灸安全性関連文献調査（2012～2015年）[3]において、国内の有害事象症例報告は32文献38症例収されている。内訳は、感染症5件、臓器損傷12件、神経損傷4件、皮膚疾患0件、折鍼・伏鍼・異物3件、灸による事象1件、その他7件であった。

②アンケート調査

開業鍼灸院を対象にしたアンケート調査[4]（回収率21.6% 6,000件中1,296件）では、鍼の有害事象を経験している割合は、皮下出血65.8%、微小出血62.0%、刺鍼時痛52.9%などの副作用が上位を占め、過誤では鍼の抜き忘れ32.7%が最多で、重篤な有害事象は折鍼2.2%、気胸2.0%であった。

③前向き調査

鍼灸の有害事象に関する前向き調査[5]では、総治療回数14,039回のうち有害事象の発生は847件（6.03%）であった。内訳は頻度が高い順に、皮下出血・血腫370件（2.64%）、不快感109件（0.78%）、刺鍼部の残存痛94件（0.67%）、刺鍼時の痛み78件（0.56%）、出血74件（0.53%）、症状の悪化28件（0.20%）、不明26件（0.19%）、火傷24件（0.17%）、その他19件（0.15%）、皮膚炎・皮下組織炎12件（0.09%）、鍼の抜き忘れ13件（0.09%）であった。

（3）安全性に関する議論

①ガイドラインに準じた標準的な鍼治療の安全性

国内の前向き調査[5]で報告された有害事象のほとんどは軽症で一過性のものであり、感染症や気胸等重篤な有害事象は報告されなかった。鍼灸医療安全ガイドライン[6]に準じた標準的な鍼治療では重篤な有害事象が発生する可能性は非常に低いことが示されている。

②有害事象の発生原因

文献調査やアンケート調査では、気胸や神経損傷など重篤な有害事象が少なからず報告されている[3,4]。有害事象の中で大きな割合を占める臓器損傷や神経損傷は、安全深度を逸脱した深刺や粗雑な手技が原因と思われる。これらは、安全教育（局所解剖の知識）や治療時の注意によって回避できた可能性が高い。感染症に関しては、鍼治療の前から感染が成立していた可能性もあるため、鍼治療と感染症との「因果関係を証明すること」および「因果関係を100%否定すること」の両者ともに困難である。しかし、糖尿病患者やステロイド使用など易感染性患者における感染症例が散見されるため、ガイドライン[6]に準じた衛生管理を遵守するとともに、易感染性患者への治療に注意することにより発生数を減少させることができると思われる。

③鍼治療の安全性向上のために

上述のように、ガイドライン[6]に準じた標準的な鍼治療の安全性に関してはエビデンスが示されている。有害事象発生予防のために大切なことは、ガイドライン[6]を逸脱した危険性のある治療（治療者の過誤を含む）が行われないようにすることである。1例でも重篤な有害事象が発生すれば、鍼治療に対する国民の信頼が大きく損なわれることとなる。国民の信頼を向上させるためには、国内外で報告されている有害事象症例や安全関連研究から学び、その情報を鍼灸安全教育に反映させることが重要である。また、はり師養成学校・関連業界団体・学会が定期的な卒前・卒後の研修を行い、有害事象発生予防に積極的に取り組んでいることを国民にアピールしていくことが必要である。将来的には、国内の鍼灸臨床における有害事象発生総数を集約し、重篤な有害事象の発生数が実際に減少しているというデータを示していくことが望ましいと考えている。

（4）患者さんが求める安全情報

初めて鍼治療を受ける患者さんは、治療に対する様々な不安を抱えている。不安を払拭し、患者さんとの良好な信頼関係を構築するためにも、エビデンス（科学的根拠）に基づく安全関連データを患者さんに示すことが有用である。

<参考文献>

1）ICH Consensus Guideline. Integrated Addendum to ICH E6（R1）: Guideline for Good Clinical Practice E6（R2）. ICH Harmonised Guideline. 2016：2-7.
2）医薬品の臨床試験の実施の基準に関する省令．最終改正平成24年12月28日厚生労働省令第161号．2012.
3）古瀬暢達，上原明仁，菅原正秋，山﨑寿也，新原寿志，山下仁．鍼灸安全性関連文献レビュー2012～2015年．全日本鍼灸学会雑誌．2017；67（1）：29-47.
4）新原寿志，小笠原千絵，早間しのぶ，日野こころ，谷口博志，角谷英治．鍼灸臨床における有害事象に関するアンケート調査　国内の開業鍼灸院を対象として．全日本鍼灸学会雑誌．2012；62（4）：315-325.
5）Nobutatsu F, Hisashi S, Akihito U, Masaaki S, Toshiya Y, Masayoshi H, Hitoshi Y. A multicenter prospective survey of adverse events associated with acupuncture and moxibustion in Japan. Medical Acupuncture. 2017. 29（3）：155-162.
6）尾崎昭弘・坂本歩，鍼灸安全性委員会（編）．鍼灸医療安全ガイドライン．東京．医歯薬出版．2007.

ブック ガイド

Boo
gui

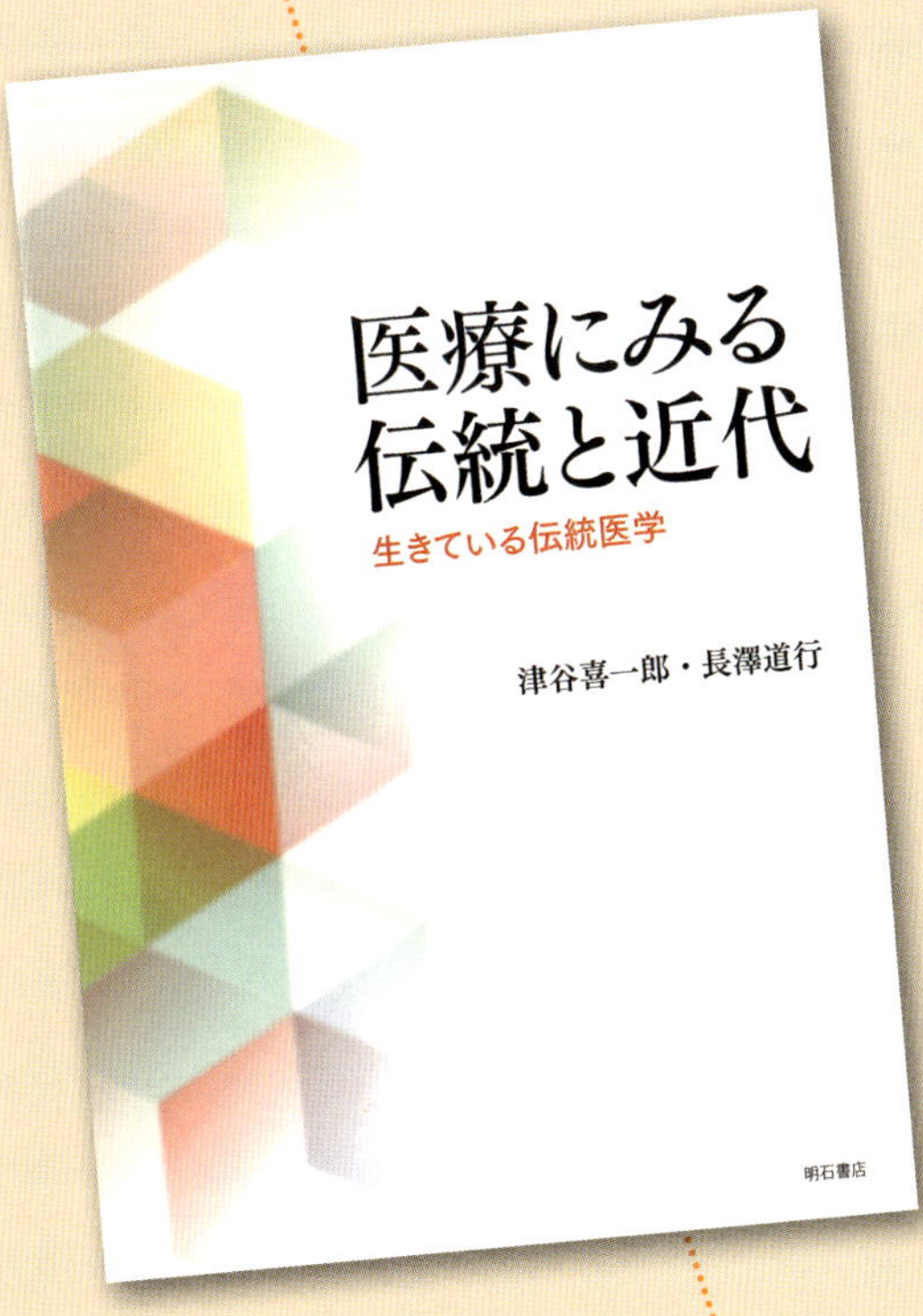

医療にみる
伝統と近代
生きている伝統医学

伝統医療に携わる人は、世界で伝統医学がどのように捉えられているのか、その評価について知っておく必要があると思います。本書では、WHO西太平洋事務局で初代伝統医学医官を務めた津谷氏が、伝統医学をステレオタイプで見ず、混沌とした現状をありのままに見ることを提案し、その幅広い経験をベースに独自の切り口を展開します。また後半では、経済的・倫理的・構造的視点からも分析します。ぜひ一度は読んでおきたい1冊。

津谷喜一郎・長澤道行 著
2018年6月発行　3,240円（税込）
A5版 276頁
ISBN978-4-7503-4675-5
明石書店

ビジネスパーソンのための
契約の教科書

「口頭契約も契約のうち」と言いますが、人は社会生活の上で、意識するとしないにかかわらず、数多くの契約を交わしながら生活しています。本書は実務書のようなタイトルでありながら、内容は、契約という行為がどのようなものかについてのわかりやすい読み物です。（実務についても「契約書のキホン」のような内容が収載されています）ちょっとしたスキマ時間にお勧めです。

福井健策 著
2011年11月発行　810円（税込）
新書版 114頁
ISBN978-4-16-660834-8
文春新書

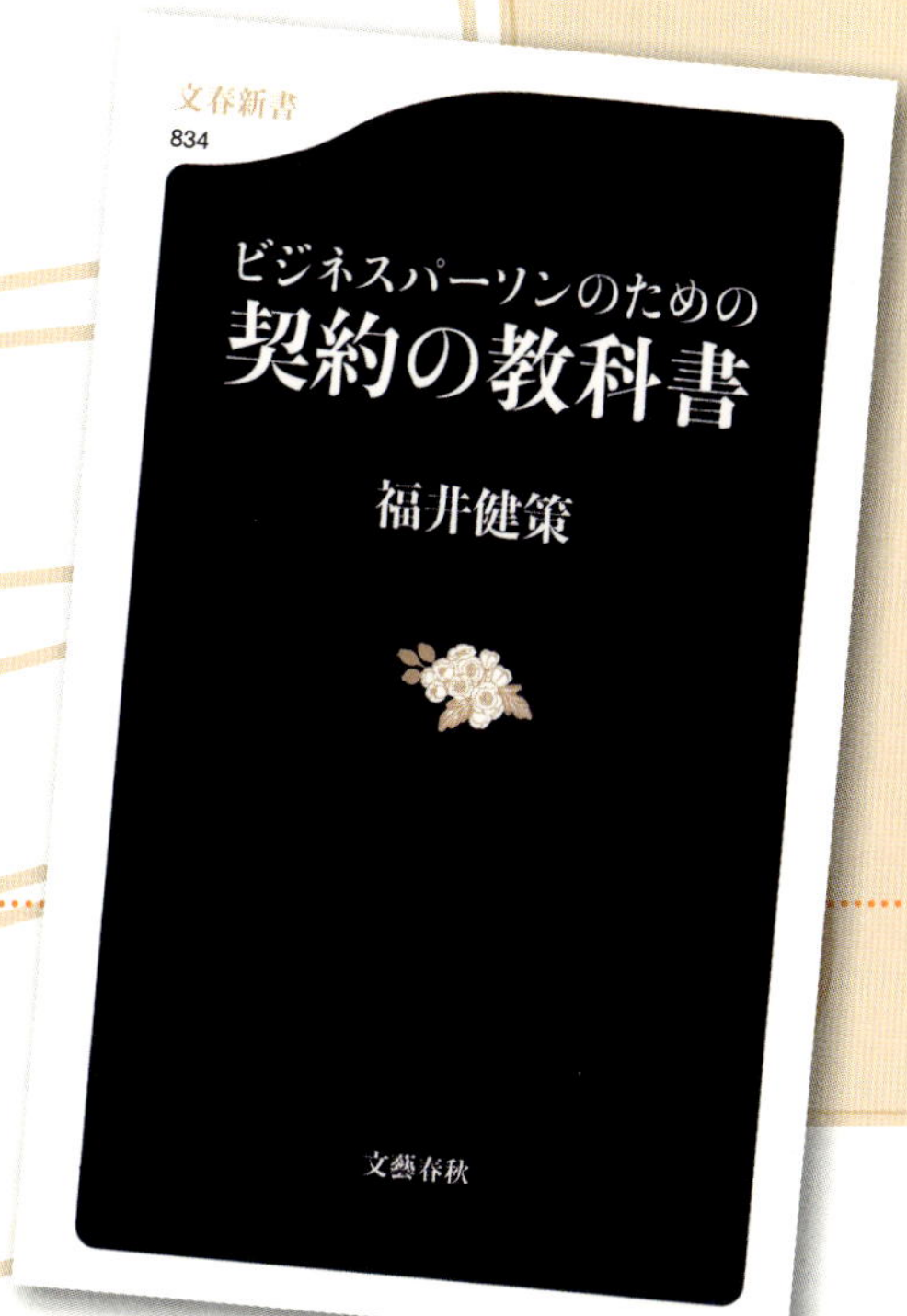

あはき師臨床実習指導者講習会より①

指導について考える

―「学び」とはどのような現象か―

新人スタッフが「施術上必要なことをなかなか覚えてくれない」「指導をしても反抗的な態度を取り、受け入れてくれない」「注意したら翌日ＬＩＮＥで辞めますと言ってきた」などということを経験したことはありませんか？

新人教育の目的は、事業所の理念を理解してもらう、事業所で必要な様々な規則を覚えてもらう、覚えたことを実践できるようになってもらう、最終的にその全てを自分のものとして昇華できるようになってもらうなど多岐にわたると思います。

では、指導を受け入れて様々なことを覚えていく事の原点である「学び」とはどの様な現象なのでしょうか。皆様が養成校時代に経穴を暗記したことを思い出して下さい。その時、同級生の皆が同じように経穴を暗記していたでしょうか。なかには暗記することの目標が見いだせず、放棄してしまった方もいたと思います。経穴を暗記する行為と自分との関係性（定期試験のため、国家試験のため、臨床を行う為の最低限必要な知識など）を見いだせずに脱落した可能性が高いと言えるでしょう。

一般的に、自分との関係性を強く認識することで、自己のエネルギーを使い、事を成していくことが可能となります。

どうすれば、新人スタッフが、いま指導されていることと自分との関係性（目標、目的）に気付いてくれるのでしょう？「その前に逃げていってしまうぞ。」などの声が聞こえてきそうですが、これを解決する方法の一つとして、実際の患者さんを診る臨床の現場を体験させることがあります。そのことにより、今自分が行っている行為（経穴の暗記や実技の練習など）の意味に気づいてもらうのです。臨床の現場で直接的かつ目的をもった体験をすることが、自主的な学びにつながり、学習効果が高くなるのです。

新人医師の育成にも用いられている認知心理学では（図1[1]）、

①指導者が課題を与え

②学習者（新人スタッフ）が能動的に関与する

③その課程で学習者の中で認知（今までの古い知識、存在しなかった知識、誤った知識など）の再構築が行われます。

ここで大切なことは、

①達成可能な課題を与えること（新人スタッフが必要としているであろう内容）、

②新人スタッフが関与する課程において適切な「フィードバック」を適宜与えること、

③再構築された認知は、指導者の意図した認知と異なる可能性が大きい事を知っておくこと　です。

このサイクルを繰り返す事により、新人スタッフは確実に戦力になっていきます。次回は効果的なフィードバックについて考えてみましょう。

（公社）東洋療法学校協会
清水　洋二

認知心理学から見た学習

- 既に知っている知識と関連づけられた情報は記憶に残りやすい
- その状況で何を学ぶかについては、学習者の側によって決定され、指導者の側の意図と異なる学びが起きてもおかしくはない
- 学習とは a.学習内容と b.学習環境、その場の　c.特定の学習活動が複合し特化した形で**状況依存的**に起きる
- したがって**学習の行われる状況をよくデザインしてコントロールする**ことが重要

図1

２０１８年２月から、「あん摩マッサージ指圧師、はり師、きゅう師臨床実習指導者講習会（以下　あはき師臨床実習指導者講習会）」が開催されています。この連載では、講習会の内容から、施術所でお役に立ちそうな内容をご紹介してゆきます。

考文献＞

Kolb DA, Fry R : Toward an applied theory of experimental learning, Cooper CL., ed. Theories of group process. London: Wiley; 1975. 33-58